安徽省五年制护理专业高职规划教材

护理科研与医学文献检索

（可供护理、临床医学、助产、医学检验技术、口腔、医学影像、
眼视光技术、医学营养、医疗美容等专业使用）

主　编　宋向东
副主编　金　莉
编　者　（按编写顺序为序）
金　莉（安徽蚌埠医学院）
樊康玉（安徽医学高等专科学校）
宋向东（安徽省医学情报研究所）
曹迎庆（安徽省医学情报研究所）

U0890977

东南大学出版社

内容提要

本书分两篇。上篇护理科研主要介绍护理科研的原则和基本方法、护理科研的基本程序和内容、护理科研选题、护理科研设计、护理科研论文、护理科研管理；下篇医学文献检索主要介绍医学文献检索的基础知识、计算机检索、中文医学文献检索工具、外文医学文献检索工具、医学参考工具书、科技查新等。本书内容丰富，实用性和可操作性强。

本书可供护理、助产、医学检验技术、口腔医学技术、医学影像技术、眼视光技术、康复治疗技术、医学营养、医学美容技术等高职医学技术类专业使用。

图书在版编目(CIP)数据

护理科研与医学文献检索/宋向东主编；金莉副主编.
南京：东南大学出版社，2006.4 (2020.1 重印)
安徽省五年制护理专业高职规划教材
ISBN 978-7-5641-0325-5

Ⅰ.医... Ⅱ.①宋...②金... Ⅲ.护理：
科研—医学文献检索—高等学校：技术学校—教材
Ⅳ.R318

中国版本图书馆 CIP 数据核字(2005)第 158223 号

护理科研与医学文献检索

出版发行	东南大学出版社
社　　址	南京市四牌楼 2 号
邮　　编	210096
电　　话	(025)83793328
印　　刷	虎彩印艺股份有限公司
开　　本	787mm×1092mm　1/16
印　　张	11.75
字　　数	294 千字
版　　次	2020 年 1 月第 1 版第 7 次印刷
定　　价	19.50 元

* 凡因印装质量问题，可直接向读者服务部调换。电话：025—83792328。

安徽省五年制护理专业高职规划教材编审委员会
成　员　名　单

主任委员： 严中亚　安徽省卫生厅副厅长

副主任委员： 黄泽秋　安徽省教育厅高教处处长

叶　莉　安徽省卫生厅科教处处长

余万春　安徽省巢湖职业技术学院院长

委　　员： 徐淑秀　安徽省蚌埠医学院副院长

陈建中　安徽省医学高等专科学校副校长

章绍青　安徽省铜陵职业技术学院医学系主任

曹艳平　安徽省安庆卫生学校校长

张　维　安徽省六安卫生学校校长

俞风鸣　安徽省滁州卫生学校校长

肖传志　安徽省淮南卫生学校校长

汪光宣　安徽省芜湖地区卫生学校校长

尹光思　安徽省宿州卫生学校校长

刘进忠　安徽省阜阳卫生学校校长

冯伟华　安徽省黄山卫生学校校长

李文明　安徽省淮北卫生学校校长

李蔚如　安徽省计划生育学校校长

宋向东　安徽省医学情报研究所副所长

秘　书　组： 宋向东(组长)、李嗣生、鲁文胜

前 言

为了适应护理教育发展和五年制高职护理专业教学改革的需要，培养实用型护理人才，在安徽省卫生厅和教育厅的直接指导下，安徽省医学会医学教育学分会组织编写了《安徽省五年制护理专业高职规划教材》共30种，包括医学基础课程和护理学专业课程，《护理科研与医学文献检索》是其中之一。该书除可供五年制高职护理专业使用外，亦可供五年制高职医学其他相关专业及临床护理等技术人员选用。

本书分护理科研与医学文献检索两个部分。护理科研部分包括护理科研概述、护理科研的原则和常用方法、护理科研的基本程序和内容、护理科研选题、护理科研设计、护理科研论文、护理科研管理等，共7章。其中，第一章由金莉、宋向东编写，第二、三、四、七章由金莉编写，第五、六章由樊康玉编写。医学文献检索部分包括科技文献检索概述、医学文献检索基础知识、计算机检索、中文医学文献检索工具、外文医学文献检索工具、医学参考工具书、科技查新等，共7章。其中，第八、十四章由宋向东编写，第九、十、十一、十二、十三章由曹迎庆编写。全书初稿由宋向东统稿、审定。

在编写过程中，我们参阅了国内外许多资料，在此谨向有关作者致以诚挚的谢意，并向对本书编写工作给予大力支持的安徽省卫生厅科技教育处、安徽省教育厅高等教育处、安徽省医学会、东南大学出版社等单位表示衷心的感谢。

限于编者的水平，本书中不足及疏漏之处在所难免，恳请读者批评指正，以便今后修订时予以改正。

编　者

2005年12月

序

随着社会经济的发展和医疗卫生服务改革的不断深入,对护理人才的数量、质量和结构提出新的更高的要求。为加强五年制高职护理教学改革,提高护理教育的质量,培养具有扎实基础知识和较强实践能力的高素质、技能型护理人才,建设一套适用于五年制高职护理专业教学实际的教材,是承担高职五年制护理专业教学任务的各个院校所关心和亟待解决的问题。

在安徽省教育厅和卫生厅的大力支持下,经过该省有关医学院校的共同努力,由安徽省医学会医学教育学分会组织的《安徽省五年制高职护理专业规划教材》编写工作于2005年正式启动。全省共有10余所高校、医专、高职和中等卫生学校的多名骨干教师参加了教材的编写工作。本套教材着力反映当前护理专业最新进展的教育教学内容,优化护理专业教育的知识结构和体系,注重护理专业基础知识的学习和技能的训练,以保证为各级医疗卫生机构大量输送适应现代社会发展和健康需求的实用性护理专业人才。在编写过程中,每门课程均着力体现思想性、科学性、先进性、启发性、针对性、实用性。力求做到如下几点:一是以综合素质教育为基础,以能力培养为本位,培养学生对护理专业的爱岗敬业精神;二是适应护理专业的的现状和发展趋势,在教学内容上体现先进性和前瞻性,充分反映护理领域的新知识、新技术、新方法;三是理论知识要求以"必需、够用"为原则,因而将更多的篇幅用于强化学生的护理专业技能上,围绕如何提高其实践操作能力来编写。

本套教材包括以下30门课程:《卫生法学》、《护理礼仪与形体训练》、《医用物理》、《医用化学》、《医用生物学》、《人体解剖学》、《组织胚胎学》、《生理学》、《病理学》、《生物化学》、《病原生物与免疫》、《药物学》、《护理心理学》、《护理学基础》、《营养与膳食》、《卫生保健》、《健康评估》、《内科护理技术》、《外科护理技术》、《妇产科护理技术》、《儿科护理技术》、《老年护理技术》、《精神科护理技术》、《急救护理技术》、《社区护理》、《康复护理技术》、《传染病护理技术》、《五官科护理技术》、《护理管理学》和《护理科研与医学文献检索》。本套教材主要供五年制高职护理专业使用,其中的部分职业基础课教材也可供其他相关医学专业选择使用。

成功地组织出版这套教材，是安徽省医学教育的一项重要成果，也是对安徽省长期从事护理专业教学的广大优秀教师的一次能力的展示。作为安徽省高职高专类医学教育规划教材编写的首次尝试，不足之处难免，希望使用这套教材的广大师生和读者能给予批评指正，也希望这套教材的编委会和编者们根据大家提出的宝贵意见，结合护理学科发展和教学的实际需要，及时组织修订，不断提高教材的质量。

卫生部科技教育司副司长 孟群

2006 年 2 月 6 日

目　录

上篇　护理科研

上　篇

护　理　科　研

第一章 护理科研概述

护理学是一门独立的学科，属于生命科学的范畴，其科学性、技术性、服务性、社会性很强，故需用科学的方法来进行研究，以从整体上提高这一学科的水平。

护理科研是医学科学研究的一个重要组成部分。开展护理科研是为了探索护理学基本理论，找出科学依据，在逐步丰富理论的基础上形成具有我国特色的护理理论体系，为护理实践服务。通过科研工作不仅可以巩固和发展已有的理论知识，总结经验，还可以扩大知识范围，提高思维能力和工作能力，从而促进护理工作不断发展。要发展我国的护理事业，必须重视护理科研工作，使护理学建立在先进和科学的基础之上。护理科研是实现我国护理事业现代化的一项重要手段。

第一节 科学和科学研究的概念

科学是由拉丁文 Scire 而来，意指“探讨自然现象和其间关系的知识体系”。实际上，科学是反映自然、社会、思维等的客观规律的知识体系，是人们改造世界的指南。

科学研究是人们以生产实践和科学实验为基础，对未知的自然界进行规律性的认识活动，并根据这种自然规律能动地改造客观世界的探索过程。其研究过程就是对未知或未完全知道的事物的认识过程，也是从感性认识到理性认识的思维过程。因此，科学研究是一种有系统地探索和解决问题的活动，并能从中获得客观规律和产生新知识，进而阐明实践与理论间的关系。

科学研究的实质内容应由创造知识和整理知识两部分组成。创造知识是创新、发现、发明，是探索未知的问题；整理知识是对已经产生的知识进行分析、整理、鉴别、运用，是知识的规范化、系统化，是知识的继承、借鉴问题。科学研究实质上是一个继承与创新的过程；是从自然现象的发现到技术的发明的过程；是从原理到产品的过程；是从基础理论研究到应用研究、发展研究的过程。

科学精神最根本的内容是实事求是，科学和科学研究的本质应是：

1. 合乎逻辑　如一枚硬币落地，不可能同时看到两面图案；所有生命都有生、老、病、死，并无例外。

2. 可验证(可被重复)　如从高处向下抛重物，因地球吸引力而重物落地是可被重复的。

3. 科学研究着重一般共性问题，而不是个别现象　如研究下肢骨折术后如何指导病人做肢体康复功能锻炼的研究结果，可用于所有该类术后患者。

4. 探讨事物因果关系　科学研究是建立新理论、发明新技术等一系列的创新过程。如探索恢复健康的各种方法，促进疾病向健康转化，最终达到预防和治疗疾病的目的。因此，科研工作具有探索性、创造性和连续性等特性。

科学研究以系统的研究方法，以探索和了解事物的现象为目的，其结果可表现为三方面的内容：①描述事物的现状；②发现事物的内在联系和本质规律；③引出定律或产生理论。

第二节　护理科研的概念和范畴

一、护理科研的概念

国际护士会为1996年国际护士节提供的护理科研材料中，首先明确了什么是护理学研究，具体的描述如下：

1. 护理研究的基点在于提高护理学知识，促进护理工作，包括对健康人及患病者的护理；它应被用于提高基本技术，以使个人及家庭有能力维持其最佳功能，减少疾病的不良影响。

2. 护理研究强调实际有效的护理政策及知识的形成与完善，对专业的完善及对护理服务伦理宗旨的完善，以使护士做好充分有效的、系统的准备，进而满足专业发展趋势及未来社会的需求。

3. 在广泛涉及健康、疾病、健康服务的提高与管理、制定有关政策及有关教育等的研究中，护士可起到指导及(或)合作的作用。

综上所述，护理研究就是从工作实践中发现需要研究的护理问题，然后通过科学的方法，反复地探索、回答和解决护理领域的问题，得出结果直接或间接地用以指导护理实践、提高护理质量的过程。

二、护理科研的范畴

护理科研可分为基础性研究和应用性研究，目前大部分护理研究内容着重于应用性研究。凡是与护理工作有关的问题，如对促进健康、预防疾病、协助康复和减轻患者痛苦等方面的问题，做系统的调查和研究，都属于护理研究的范畴，其内容常见有以下几种：

(一) 基础护理研究

基础护理是指各专科护理均能得到应用的基本理论、基本技术及基本知识，是为了满足患者的生活需求，解除由于疾病给生理需求造成的障碍、痛苦和威胁，为诊治创造最佳状态而采取的一系列护理措施。如“高热病人的护理”、“不同进针角度对静脉穿刺成功率的影响”等。

(二) 各专科临床护理研究

专科临床护理是与基础护理相对而言的、结合临床各专科特点进行的护理，是在基础护理的基础上所采取的进一步的护理措施。它通常针对专科护理中的某个问题进行研究，包括对各专科的护理技术、特护措施、护患关系，以及应用新技术、新仪器等方面的研究，对有针对性的护理病人、提高护理质量具有实际意义。如“冠状动脉造影术后病人的护理”、“唇裂矫形术患儿的护理配合”等。

其他如评价或比较几种护理方法、探讨护理措施的优缺点和临床效应，老年病人护理和社区护理等方面，都是护理研究范畴中经常考虑的问题。随着护士职责的拓宽，护理研究的范畴越来越大。

（三）护理管理研究

护理管理是以提高护理质量为主要目的的工作过程，是控制和管理护理质量的重要组织措施。它主要探讨有关护理行政管理、领导方式、护理人才流动和人力安排、工作考核及护理质量控制等方面的问题，也研究护理人员自身发展、如何提高护理人员的业务和心理素质及护理人员继续教育的方式和途径等问题，如“监护室的药品管理”、“护理人员的考核制度”等。

（四）护理教育研究

护理教育是根据国家卫生工作方针，通过教育培养身心健康、品德优良、掌握护理理论和技能的护理人才的实践活动。护理教育方面的研究是护理研究最早选择的课题，研究的内容主要有护理教学的课程设置、师资培养、教学方法、评价教学方法及护士在职教育、继续教育等诸方面的问题。如“大学本科护理教育的课程设置探讨”、“多媒体软件在《护理学基础》教学中的应用”等。随着改革开放，护理教育必须进行必要的改革，使教学课程更好地适应现代护理学的发展和临床护理工作的需要。

（五）其他

护理学理论研究，研究和发展有关的护理哲理和各种护理模式及理论方面的问题。护理学历史研究，研究有关护理学起源、变化及发展方向等内容。

1997 年 10 月在北京召开的中华护理学会第 22 届第 3 次常务理事扩大会议上，提出了“让科研作为护理学发展的导向，为人类健康服务”的口号。凡是有利于护理学科发展和人类健康的事物，都值得我们去研究。

第三节　护理科研的重要性

一、护理科研是推动护理学科发展的关键因素

护理学是医学领域中一门独立的学科。学科是指科学性很强的专业，因此护理学需要通过大量的研究工作来促进它的发展，完善自成系统的理论体系，形成严密逻辑结构的独立学说和理论。没有科学研究的专业是没有生命力的。护理学在整个生命科学中占有重要的地位，也是医学科学的重要组成部分。

现代医学模式已由简单的生物模式转化到复杂的生物—心理—社会模式，单纯的以医学理论为基础的护理学理论体系和单从生理反应方面考虑的护理学概念和模式已不能与之相适应，护理工作渐渐转变为以护理“人的健康”为中心的整体护理模式，护理越来越多地涉及社会学、心理学、教育学、伦理学、哲学等方面的内容。护理学与其他学科的联系日益密切，有着很多横向联系，相互渗透，所以护理学是一门综合性应用学科，需要用科学的方法来进行研究，从整体上提高该学科的水平。生产力的高速发展，促进了科学的发展，促进了人

类对健康需求的增高。护理的服务对象，从病人扩大到健康人，护理内容从生理扩大到心理，从执行医嘱扩大到预防、康复。护理人员只有大力开展学术研究，不断拓展专业知识，才能满足人们的需求。护理学应有明确的研究目标和领域，在卫生保健事业中它与医疗有着同等重要的地位，护士与医生是在共同担负着维持生命、减轻患者痛苦和促进健康的任务。

但是护理学和医学及其他相关科学的发展比较，还存在很大差距。原因是多方面的，其中之一就是与长期以来护理科研工作发展不够有很大关系。为了发展我国护理事业，提高护理工作的社会地位，做到护理学的概念更新、模式转化和护理理论完善、体系化，构成自身的研究任务和内容，就需要大力提倡和促进护理研究工作的开展。

科学是不断进步的，在学校得到的护理知识未必能完全适应实践工作需要。护理是为了系统地判断和解决护理对象的健康问题，从这一护理观出发而制定的计划，是通过实践进行评价的一个完整过程。从这一意义上来说，护理实践和进行研究是同一过程。在实践中进行研究，通过直接的实践、总结、分析、比较，上升到理论，再以新的理论重新指导实践，使护理学日趋完善。

总之，护理科学研究是推动护理学知识和技术发展、促进知识和技术更新的一个关键因素。通过科学研究、验证假说，获得科学依据，形成新的理论与技术，指导护理实践，提高护理质量，使护理工作更有效地为人民的健康服务。如果没有护理科研，护理仍将附属于医学，也不可能成为一门独立的学科。

二、护理研究应注意的问题

在护理研究过程中应主要考虑以下三个方面的问题：

（一）研究对象的复杂性

护理研究对象多数是病人，人的个体差异大，除在形态、生理等生物属性方面存在差异外，还存在语言、思维、社会活动等方面的差异，这些因素都会增加科研的复杂性，故不能仅凭几次科学研究的结果就对人做出判断或下结论，特别是涉及人的心理问题研究时。因此，在研究过程中要充分考虑研究对象（样本）的生理、心理、环境等因素的影响，使获得的数据更接近真实，减少误差。

（二）量指标的不稳定性

由于个体在生理、心理、社会环境等多方面存在差异，人在不同情绪、性格、精神状态等下对外界刺激的反应各不相同，并且人的生命和生活环境也无法完全重复或全部地由人为控制，这些都会影响和降低结果的准确性，所以测量指标的结果变异性大，离散度大，特别是有些指标（观察项目）不能直接获得资料，需要采用间接方法获得的一些指标，误差会更大。如涉及人的社会属性问题，就很难用仪器设备来检验。所以要先通过严谨的设计，并注意进行精细的观察和测量、正确处理数据和科学的综合分析，才能得到较准确和客观的结果。

（三）临床研究的特殊性

护理研究的对象大多数是人，尤其是病人。在病人身上进行科研工作，特别要注意到不能给病人带来任何的负面影响，如增加病人的痛苦、延误治疗、增加经济负担等，这是临床科研道德和伦理所要求的。一切科研题目的选定、科研设计和采用的方法等，必须在保障病人安全的条件下进行，不影响病人健康的恢复。故每位科技工作者对待研究工作必须持有严谨认真的科学态度。

第四节　护理科研的发展概况

一、国外发展概况

第一位从事护理学研究的学者是南丁格尔女士(1820—1910)。在1853年英、法、俄等国之间爆发克里米亚战争后,南丁格尔女士奔赴前线,为军队服务。她从病人身体舒适和心理安慰等方面着手,改善了病人的居住条件,并增加对病人的巡视和解决病人的困难,使伤病员得到较好的护理,降低了死亡率,从而获得病人的感激和赞赏。当时,南丁格尔女士主要通过观察和记录到的现象作为改善护理工作的依据,并写出了控制医院内感染的第一篇研究报告。1860年,她在英国伦敦圣托马斯医院建立了世界上第一所护士学校——南丁格尔护士学校,开始有系统地进行护理教育,对护理事业的发展起了重要作用。

(一) 国外护理学研究的发展

护理学研究的发展主要从20世纪初美国护理教育方面的领导者开始,如1806年M. A. Nutting发表了一份护理教育调查报告。此后相继有许多医学专家和护理学者开展了护理方面的研究工作,取得了很大的成绩。以美国为例可分为以下几个阶段:

1. 早期的护理研究(1900—1939)　大多是关于护理教育方面,侧重如何加强护理教育,其研究成果促成1923年耶鲁大学成立护理系。在临床护理研究方面重点在改进护理工作的程序和各项工作之间的分配问题。如1922年纽约医学院对其附属医院的护理工作的研究题目《时间的研究》,结果发现医生开处方过多,必须增加护理人员才能有效地执行。1932年Ryan和Miller发表了有关体温计的研究,1938年Wheeler发表了有关结核病的护理研究等等。

2. 20世纪40年代(1940—1949)　此期研究重点仍在护理教育方面,然而研究内容和水平都有了很大的发展,结合临床探讨对护理人员的合理安排、医院环境的问题、护理功能、护士的角色、在职教育、护患关系等方面的问题。如1948年E. L. Brown发表了论文《护理的未来》和《护理专业的程序》。

3. 20世纪50年代(1950—1959)　自1950年后是护理研究快速发展时期,如1952年美国《护理研究》杂志创刊,促进了护理科研成果的发表,同时在大学护理系和护理硕士班开设了护理研究方法的课程。1953年美国哥伦比亚大学师范学院首先开办了"护理教育研究所",1955年美国护士协会成立了美国护士基金会,促进了护理研究工作的蓬勃发展。在此时期内研究重点是探讨护士是什么、护理是什么、理想的护士特性是什么等一些概念性的问题。

4. 20世纪60～80年代(1960—1979)　由于各医学院校护理系陆续开办了护理研究所,并发表了不少护理硕士、博士论文,使护理研究论文大增,从而提高了研究的水平,尤其是各大学高等护理教育增设了护理研究设计或护理研究概述的课程,使更多的护理工作者具备了护理研究的知识和能力,为从事研究工作打下基础。1960年后护理教育方面的研究重点在于比较不同学制的护理教育,护理研究注意与护理概念、模式和护理理论结合起来,大多是选择临床护理问题和改进护理方法等研究,并认识到要想提高护理研究水平,必须加强和提高护理教育水平。1970年代成果最多,同时出现了更多的护理杂志,如《护理科学进展》、《西部护理研究杂志》等。到1980年美国已有100多所护理学院培养护理硕士生,20多所学院培养护理博士生。1998年报道美国已有276所护理硕士研究生院。60所护理博士研究生院,护理博士研究生、护理博士后和护理大学教师主要承担国家护理科研项目。美国护理的发展和领先与重视护理科研和高等教育是分不开的。

总之,世界发达国家十分重视护理研究,倡导护理以人为本,科学评估人的健康,提供科学有效的护理措施,科学评价护理的效果。

(二) 国外研究的热点问题

目前,国外研究热点问题有:

1. 护理人员对护理知识及临床实践的心理和态度,以及护理人员继续教育的组织管理。

2. 护理本科教育的研究主要有以下三点:①各种教学方法对学生心理及临床能力的影响;②护理教师组织管理实施课程的研究;③各专业护理人员的监控管理等。

3. 各类型护士的组织管理及专业自主性的研究,如开业护士对自己职业的认识等。

4. 家庭护理及保健指导,如母亲对健康的看法及其心理调适。

5. 护患关系对病人满意度的影响。

6. 护理理论研究主要有护理伦理学、护理理念、护理模式、护理研究的设计,以及以证据为基础的护理学等有关护理理论的最新观点和概念等。

二、国内发展概况

作为一门科学如果没有自己独立的理论、规范和范畴,就难以形成完整意义上的科学,就难以得到社会承认。对于"学科发展,科研先行"这一点,我国护理人员越来越有所认识。回顾我国护理研究的发展,过去五十多年护理实践和科学研究促进了护理技术和学科理论水平的提高,护理研究成果已经加入了国际护理交流行列,我国护理学科与先进国家护理学的差距正在缩小,护理学已跻身于人类生命科学的大范畴。

(一) 我国护理科研的沿革

我国护理学研究的发展,受社会、历史因素的影响,起步晚、进展缓慢。根据对有关护理资料的调查分析,护理研究发展可分为以下几个时期:

1. 开创时期(1949—1966)　1956年,余韫珠同志在全国护士学会第十七届二次全国理事及各地分会理事长会议上,提出护理工作的节力原则,可以认为护理研究已经有了端倪。在建国初期,随着全国第一届卫生会议的召开、中国护士学会学术委员会的成立和《护理杂志》的创办,在全国掀起了广泛交流护理经验的高潮。在护理教育方面,重点是对教学课程与方法的探讨,护理人员也编写了我国自己的护理专业书籍。基础护理研究以护理技术革新为主,护理管理以病房管理环境布局和管理制度的研究为主。在专科护理研究中具备代表性的是二尖瓣闭式扩张分离术、低温麻醉首创体外循环下心脏直视术的护理,以及大面积烧伤的护理经验。这一时期的护理研究以单纯的经验总结为主,但却标志着护理人员开始涉足科学研究领域,护理学术水平不断向高峰攀登。

2. 恢复与提高时期(1976—1985)　经历十年浩劫后,护理工作进入恢复、整顿、再发展的时期。1977 年中华护理学会和各地分会先后恢复，并相继成立了 5 个专业委员会，《护理杂志》复刊。1985 年全国护理中心成立，与国际间的学术交流扩大，从而促进了护理学术交流，增强了护理研究的气氛。此期研究的内容和水平有了发展。主要为：

(1)健全护理教育体制：1983 年在高等院校成立护理系，使护理教育进入一个新阶段。同时将护理科学研究课程逐步纳入教学规划，护理系在毕业班增设专题培训，为开展研究打下基础。

(2)护理理论方面的研究：随着生物—心理—社会医学模式取代生物医学模式的转变，为护理学提出更多的研究课题。为使护理模式从单纯疾病护理发展到对病人全身心的护理，20 世纪 80 年代初，引进了“责任制护理”，并研究探讨适合国情的组织形式及护理程序。在这期间，心理学大量渗透到护理学科，国内相继出版了一些护理心理方面的书刊，在临床实践中探讨病人的需要、护士角色、护患关系等方面的问题。

(3)各专科临床护理方面：随着医学科学的发展，分科越来越细，相应的专科护理研究有了很大的发展，特别是在断肢再植、心脏瓣膜修补、脏器移植等手术配合与护理、大面积深度烧伤的护理、早产婴儿的护理等方面取得突出的成绩。

(4)护理器具革新：如研制了重病人床上洗头器、多用护理车等。

3. 加速发展时期(1986 年以后)　中华护理学会认真贯彻“科学技术是第一生产力”的思想，提出“八五”期间学会工作重点是重视并促进护理学研究，在广泛开展学术交流的基础上，结合临床、教学实际，积极开展科学研究，从而使护理研究在学科发展战略上得以重视。首届全国护理工作会议的召开，对我国护理事业发展起了很大的促进作用。目前护理教育体系已经形成，在职教育蓬勃发展，更多的高等医学院校成立了护理系，有的还成立了护理学院。护理研究课程已经纳入教学计划，成为必修课，1988 年还出版了护理研究课程的本科教材，并在护理系和护理学院毕业班开设专题培训内容，并要求本科生毕业生进行论文答辩，这些都对提高护理专业学生的科研和书写论文能力等方面打下了良好基础。1992 年起在部分院校的护理系创立了护理学硕士学位教育，培养更高层次的护理科研人才。随着《实用护理杂志》、《护士进修杂志》、《护理学杂志》、《护理研究》(原名《山西护理杂志》)陆续创刊，近年公开发行的护理期刊达 16 种之多，为护理人员提供了更广阔的发表科研成果的园地。

1993 年，中华护理学会第 21 届理事会在北京召开首届护理科技进步奖颁奖及成果报告会，并宣布“护理科技进步奖评选标准”及每两年评选一次的决定。1995 年 10 月 31 日～11 月 4 日，中华护理学会在南京市召开了第二届科技进步奖颁奖与论文交流会。此次获奖项目共 44 项，其中一等奖 3 名，二等奖 8 名，三等奖 33 名。

近年来，全国各省市护理学会和杂志社在在职护理人员中相继举办了多种形式的护理论文交流和论文写作讲习班，反映了我国护理研究工作的动态及护士队伍对科研工作的热情，说明广大护理人员科研意识在不断提高。

(二) 我国护理科研存在的问题及原因分析

目前我国护理科研工作已取得较大的进步并取得初步成果，护理人员的科研能力和学术水平都在不断提高，护理管理人员对科研工作的组织管理能力正逐步加强。但是，若进行学科间横向比较，就会深感护理研究起步低，进展缓慢，研究水平较低，所展示的科学研究成绩还较有限。

1. 存在问题　研究成果学术水平不高。首先是科学性、先进性有一定差距。科学研究成果科学性的高低相当程度上取决于结题的类别、课题设计的周密性和资料数据处理的科学性。目前护理研究立题来自实践多，如护理器具的研究和改革等，这种选题面窄易造成重复。在研究的设计上无科研设计或设计不完善，有的虽有较为完善的设计，但结果只用简单的列表或文字叙述，说明比较的结果，而无统计学处理，从而使研究成果科学性价值受限。其次是缺乏创新性，这与研究方法密不可分。目前护理研究回顾性多于前瞻性，观察或调查性应用研究多于试验研究，护理论著少，研究手段落后，以致影响科学理论的突破。

2. 原因分析

(1)护理群体的科研素质不高：由于高等护理教育起步较晚，护士毕业后继续教育尚未引起普遍重视，现实中存在着护理教育落后于实际需要之情况。护理群体知识结构中的不足突出表现在缺乏科研设计和统计学知识，外语水平低，撰写论文能力较差，综合分析能力低，在临床中得到的感性认识难以总结分析而上升为具有指导意义的理论。

(2)缺乏足够的科研意识：对护理研究的重要性认识不足，缺乏搞科研的兴趣和勇气。加之目前护理人员大都是不论职务水平的高低，都从事一样的技术工作，相当部分护理工作是按医嘱行事，临床中获得第一手资料不加以分析，直观地反馈于医生。护理长期从属于医疗的局面，既影响了护理人员智慧的发挥，又在一定程度上滋长了惰性，以致无时代紧迫感、压力感。

(3)缺乏学科带头人：虽然目前一批经过高等护理教育的高层次护理人才充实到护理管理、临床护理等岗位，但在护理人员整体中高层次护理人员所占比例是有限的。加之对高级护理人员缺乏有计划有目的地再培养，论资排辈，或不能人尽其才、才尽其用，既影响了高层次护理人员作用的发挥，又造成有限的人才资源的浪费。

(4)情报素养不高：一是情报意识淡漠，突出表现是对本专业情报关心不够或很少关心，甚至本专业刊物都很少订阅，因此不可能提出新的观点；二是获取信息的方式以查阅专著、教科书、浏览期刊、会议资料、文后参考文献多，而利用检索刊物获取文献少，说明获取信息能力较低；三是缺乏文献利用的主动性；四是吸收国外文献能力低。

(5)重视与投入不够：许多医院在资金投入上存在厚医薄护现象，护理研究没有实验室，没有必要的设备和经费，难以完成技术含量较高的课题，以致只能限于日常工作的小改小革。图书馆缺乏护理书籍，护理中外文期刊少，影响了护理人员的知识更新与信息的获取。在护理科研管理上组织不健全或不完善，无从事科研管理的专门机构，相当一部分医院不配备护理科研管理人员，把护理科研视为可管可不管的“软指标”。

综上所述，我国护理研究的现状，远不能适应现代科学技术迅猛发展的形势。因此加强护理研究，提高学术水平，促进学科发展，创造护理科学研究的新局面，是每个护理工作者义不容辞的责任。

第五节　护理科研的发展趋势

随着医学科学的发展，人的生存环境和需求在不断改变，护理研究领域和研究方法也应随之变化和发展。

一、研究规模和方法的不断改进

护理研究已由小型的、经验总结式的向综合的、科学方式的趋势转变，经过严格的科学设计，采用科学的方法进行研究的论文逐渐增多。如对选择研究对象设定了标准，分组采用了随机分组法，研究的具体方法科学性增强了，而且由小型研究向综合研究的方向发展，且有部分前瞻性研究的课题。但总体来说，前瞻性研究偏少，回顾性研究和总结性研究偏多，调查类研究较多，实验类研究较少，跨地域的研究甚少。综合的多角度的量、质相结合的研究，是今后发展的趋势。另外，在讨论时，很少应用已有的理论探索性地进行比较和逻辑推断，多以护理叙述形式总结研究结果。今后应采用综合的方法，多维多角度就某一研究方向展开讨论，提高研究的水平，逐步完善临床护理研究的方法论。

临床护理学是一门科学，要求研究者要有严谨的科学态度和作风。近几年来，从全国护理学术期刊发表的论文可以看出，临床护士对研究方法的科学性有所认识，有的研究方法严谨科学，但还是以描述性研究和回顾性总结较多。在科研设计上存在的问题较多，如研究对象缺乏选择的标准，有的设计对照不科学。另外，实施方法上科学性有待加强，效果诊断学无标准，统计学方法有的应用不正确。

总之，虽然近些年来，护理研究方法不断完善，但与其他学科相比，仍是一个薄弱环节，因此，对护理人员应加大科研知识普及的力度，使研究者掌握科学的研究方法，以保证临床研究结果的准确性，保证临床应用的有效性。要大力发展前瞻性研究，通过严密的实验设计，科学的统计分析，形成一套自己的方法论，提高护理研究的水平。

二、研究领域的不断扩大

目前，我国的护理研究多局限于对疾病的研究，虽然涉及了心理、社会方面的内容，但是广度和深度均不够。随着护理模式的转变，护理工作已经由单纯的护理疾病扩展到护理社会的人，生理护理扩展为生理、心理护理，医疗护理扩展为医疗、预防、康复护理。心理护理、职业护理、社会护理等与人文科学相关的护理，是世界护理的发展趋势，也就是护理研究的发展趋势。

（一）临床护理方面的研究趋势

1. 新技术应用对护理研究提出新的课题　新的世纪，高科技发展日新月异，临床应用越来越多，护理研究面临的课题增多，如何适应高科技、革新常规护理？如何配合高科技、创造与之匹配的护理技术？这些应是护理研究者首先思考的问题。同样，对依靠高科技产品生存的人，如长期安装人工起搏器者、呼吸器者，长期依靠药物维持者，如何进行深入有效的护理，也要加强研究。

2. 心理护理成为重要的研究内容　21 世纪的社会是一个竞争激烈的社会，生活、工作等压力的增加，冲击着每个人，严重影响着人们的健康。不同性别、不同年龄、不同文化、不同职业、不同社会背景、不同家庭背景的病人及需要健康帮助的人，其心理变化规律是怎样的？如何改善其心理环境，如何指导病人、家庭缓解这些压力，保持健康的心理状态、预防疾病、促进健康，是护理研究者重要的研究课题之一。

3. 慢性病的护理研究　随着人类生活方式、社会习惯、工作、环境等的改变，慢性病如高血压、糖尿病的长期护理以及健康教育将成为护理研究者需要深入研究的课题。

4. 社会护理研究　其内容包括社会环境对健康的影响、社会保健体系的构成和建立、家庭护理的模式等。

5. 加强对老年病及临终关怀方面的研究　我国已进入老龄化社会，老年护理将成为社会的期待，对老年人的生理、心理护理的研究，对不同疾病、不同职业、不同文化程度等老年人进行深入了解，探索一套有效的、富含人文内容的护理，是值得研究者思考的课题。同时应重视临终病人的关怀，如何满足病人弥留之日的精神需求，使其心理舒适地告别人生，真正体现人性化的护理，这些课题研究不多，值得加强。

6. 加强临床护理理论的研究　近些年来，虽然引进国外一些先进的护理理论，但不一定均适用于我国的护理实践。应在领会这些理论精髓的基础上，结合我国的国情，对文化、风俗习惯、护理实践的内容、服务对象的特点等，进行深入的研究。如护理诊断，在护理实践中应研制出适合我国国情的诊断名称、诊断的理论依据等。另外，还要注意将临床护理经验上升到理论研究，使护理经验成为新的护理理论，再反过来指导临床实践，形成新的良性循环，推动护理学科不断向前发展。

（二）护理管理方面的研究趋势

未来的世界将随着科技迅猛发展而改变，护理管理将面临很多的挑战。其发展趋势将是“以人为本”的管理。

1. 护理管理模式趋向个性化　探讨符合国情的科学的管理模式，个性化管理是未来护理管理发展的主要趋势之一。“个性”的含义是指事物的特征，即一种事物区别于另一种事物的集中的反映。护理管理个性化就是根据本单位的具体情况，制定相应的护理目标、护理体制、领导体制、规章制度、护理文化等，体现出鲜明的个性化，即护理管理要有特色。

管理的对象是人，而人是复杂、多变的，是管理活动因果之间关系不确定性的重要因素。因此，管理人员应认识到管理模式不应是固定的，应分析具体情况，探求一种适合本单位实际的、具有自身特色的护理管理模式，这是有待研究的课题。

2. 管理的价值取向将突出以人为中心　从根本上说，管理是以人为中心的管理，只有管理好人，才能发挥其他管理活动的效能。以人为中心的管理是护理管理发展的主要趋势之一。以人为中心就是一切管理工作都以“人”为出发点和归宿，处处体现尊重人、依靠人、发展人和一切为了人的指导思想。在影响医院护理质量的诸多因素中，人是最重要的因素，如何挖掘护理人员的潜能，调动其积极性和创造性，把以人为本的思想贯穿在整个管理实践中，是护理研究者值得深入探讨的问题。另外，护理管理者应该用心理学、社会学、管理学来分析护理人员的心理，有针对性地研究调动其积极性的有效管理措施。

3. 管理手段将趋向理性与非理性化相结合　未来的护理管理中非理性化将占相当大的比重，这是护理管理发展的趋势之一。在护理管理活动中，除发挥严密组织机构、计划和严格的规章制度等管理作用外，应特别重视人的情绪、心理状态等非理性因素的作用。如何调动护士潜在的自尊、自信、自控、自强的意识，共同为着统一的目标努力工作，是摆在研究者眼前的课题。

4. 领导者非权力的影响力将成为不可忽视的因素　影响力是指一个人在与他人交往中，影响和改变他人心理与行为的能力。领导的影响力有两种类型，一种为权力性影响力，即由组织赋予的正式职位而获得的职权的影响力；另一种为非权力性影响力，即领导者自身特点所产生的影响力。

非权力性影响力取决于领导者的品德、才能、知识及感情等。在以人为本的管理时代，如何发挥非权力性影响力，是护理管理研究者深入探讨的一个课题。如何塑造自己的良好形象，如何以良好的品德影响人、带动人，如何提高自我知识水平，加大人文关怀的力度，使护士在充满关爱的氛围中工作，这些都是护理管理者值得研究的课题。

护理管理者还应注意护士群体效应在工作中的作用，如何让护理人员有集体意识、团队协作精神，在领导方式上应进行探讨。

5. 护理管理由医院扩展到社区　探讨新的护理管理模式是新时代的需要，护理服务对象由病人扩展到健康的人，护理工作领域由医院走向社区，这使护理管理人员面临许多新的研究课题，什么样的管理模式为最佳，需进一步研究。

（三）护理教育方面的研究趋势

新世纪，科学技术领域的竞争几近白热化，人们不仅要在高科技的环境中工作，还要在高科技的发展中求生存，为此终身教育已成为人们的共识，全球化护理教育的趋势也必然向终身教育方向发展。同时，医学模式的转变使护理模式向高层次发展，使以疾病为中心的护理变为以病人整体为中心及以人的健康为中心的护理，护理的职能、护士的角色被重新认识，围绕预防为重点的工作目标，护理的服务领域扩大了。如何提高护士的整体素质，适应时代的发展将是护理教育者值得再思考的课题。

为了面向世界、面向未来，护理教育发展的趋势将是以专科为主、本科为辅、中专并存的形式，护理人员提供的服务将更有科学性、技术性，并具有“人性化”的护理。

护理专家将越来越多，今后，在护理教育方面将会以下列问题作为研究的重点。

1. 探讨如何培养社会需要的、能胜任初级保健工作的护士。

2. 如何担当好健康教育的角色。

3. 医学中支持学科的发展，使护士成为平等合作者，护理教育如何培养能合作且能独当一面的护士。

4. 医学的高信息、高科技发展，呼唤护理的高层次、高水平化教育。

5. 护理知识教育扩大化，除专业知识外，要掌握人文、社科、法律、伦理、心理、人际交流等诸方面知识。

6. 护理技能的教育需拓宽，应研究如何将学得的原则性、基础性和稳定性知识，灵活应用于临床护理实践中，能应对多样化、复杂化、综合化的各种疾病、各类病人的护理，提高护士的判断、评估、思维能力。

7. 护理手段现代化，呼唤掌握理性化技能的护士。能熟练掌握计算机操作和外国语言，已成发展趋势，这也是护理教育开始重视的内容。

8. 积极稳步发展护理大专、本科教育，建立护理专家队伍，完善护理教育制度，规范教学方式，提高师资队伍的整体水平，培养合格的临床护士，成为 21 世纪护理教育的总体目标。

总之，护理研究的发展趋势随时代的发展而发展，护理人员应善于利用信息，了解学科发展动态，科学选题，严谨求实，踏踏实实地进行研究，加强国内外护理学术交流，赶上和超过国际先进水平。

复习思考题

1. 科学和科学研究的本质内容是什么？
2. 什么是护理学研究？护理科研的范畴有哪几个方面？
3. 为什么说护理科研是推动护理学科发展的关键因素？在护理科研过程中应主要考虑哪些问题？
4. 我国护理科研存在的问题有哪些？
5. 护理科研的发展趋势是什么？

（金　莉　宋向东）

第二章 护理科研的原则和常用方法

护理研究的内容以人为本，研究生老病死的自然规律，其最根本目的是促进健康、减少痛苦及保障生命。因此，护理科研人员都必须以极其严肃认真的态度面对护理学的客观实际，综合主观条件，加以科学的思索来进行研究活动。为了使科研活动成功，使科研工作具有一定的水平，使研究结果具有价值，就必须遵循一定的科研原则，采用正确的科研方法。

第一节 护理科研的原则

护理科研必须遵循必要性、创新性、可行性、科学性和伦理性原则。

一、必要性原则

必要性可以理解为实际工作的需要和科学理论体系的需要两方面，但是现在对于大多数护理工作者来说，还主要是从实际工作的需要方面来考虑。实际工作的需要也就是社会的需要，如临床各科室的常见病、多发病的护理措施研究。确定一项科研活动是否满足实际工作的需要，首先要回答这样几个问题，如果回答都是“否”的话，研究的意义就不大：

1. 研究问题是否很重要？
2. 研究问题是否有实用价值？
3. 研究问题是否有理论参考价值？能否解释一些未被证实的推想和假设？
4. 研究成果是否对患者、护士或其他医务人员有益处？
5. 研究成果是否对制定护理政策或护理措施有帮助？

二、创新性原则

科研的本质是探索未知，创新性是科研劳动的价值所在，是值得考虑的重要因素。人类社会从最初的茹毛饮血、刀耕火种到现在的电子网络、克隆技术，无一不是创新的结果。在科研中最忌不必要的重复，重复劳动往往造成惊人的浪费。坚持研究的创新性原则，首先要清楚此问题已取得的进展，明确科研的起点；其次要把继承和创新结合起来。科学研究是在前人取得研究成果的基础上进行的，不继承前人的理论观点、思维方法和研究成果，就谈不上创造，也就无创新可言。而科学研究又总是在前人尚未问津或没有解决的问题上进行探索，不突破前人的观点、学说和方法，只是重复，就会无所作为。因而，科研的创新性主要体现在以下几个方面：

1. 前人或他人未研究过的，填补某一领域的空白。

2. 前人或他人对某一课题虽做过研究，但现在提出新问题、新实验依据或新的理论，对前人的研究有所发展或补充，甚至提出相反的见解。

3. 国外已有研究报道，尚需结合我国实际进行创新性研究、验证，从而引进新的医学科学原理或技术，填补国内此领域的空白。

4. 将别人已完成、已发表尚未推广应用的科技成果，通过自己的应用设计，促使成果的实用化，取得重大经济效益和社会效益。

总之，要有所创造，有新的发现，如没有创新就谈不上有研究的价值，而创新的基础是思维。对护理研究者来说，新思维的基础是扎实的医学、护理学及相关学科的理论，并有丰富的实践经验，掌握本学科的学术发展动态及趋势。所以，护理科研人员要善于从护理学领域中的难点、疑点和空白点中选题，切忌单纯重复他人的研究，造成人力、物力、财力的浪费。

三、可行性原则

选题是否可行，主要体现在以下两方面：

1. 问题必须是可以研究的　问题是否可以研究，在很大程度上取决于人们对所要研究问题的认识程度。因此，“可研究”是一个相对概念，受研究条件或认识水平的限制。有些问题在过去看来是无法研究的，随着科学的进步和对客观世界认识的加深，会逐渐成为可研究的。比如说，当人体某一器官损伤了，能不能人工造出一个完全一样的器官进行修复？这在过去看来是不可思议的，因为当时科技还没有发展到相应水平。但是在今天高科技发展的时代，克隆技术已使这一想法有了实现的可能。所以在确定研究问题时，必须注意所提出问题的可研究性，尤其是在现有水平与条件下。可以通过回答以下问题来确定问题的可研究性：

(1)研究问题是否属于直接回答伦理和价值观方面的问题。通过科学研究直接回答伦理和价值观方面的问题，尤其是对错、好坏是很困难的。例如，是否实行安乐死？由儿女照顾老人是否是最佳选择？对于此类问题，只能用科学研究的方法了解人们的态度和看法，或者分析影响人们态度和意见的因素、有哪些特点等，若可以直接回答以上问题就不可研究。

(2)问题涉及的范围是否清楚。研究问题的范围不清楚常常是因为提出的问题过于复杂，或者人们对此问题的研究甚少。例如，如何解决护理专业队伍不稳定的问题，虽然是很有普遍意义的问题，但由于涉及的方面较多，问题就比较复杂而较难深入研究。应尽量明确问题所涉及的范围，缩窄研究的题目，才能把一个大的但不能研究的问题分成若干个小的可研究的问题。

(3)要研究的因素(变量)和指标是否敏感和可以测量。研究的因素也称变量，是研究的核心，而作为反映这些因素的指标则是研究者判断研究结果的重要依据。由于变量在确定和衡量上的困难，常使一个研究题目变得无从入手，以至于不可研究。例如，悲哀程度的比较，这个研究内容就是因为变量难于衡量而无法进行。

2. 研究必须具备一定的条件　任何研究都要受到时间、经费、人力、技术、空间等多方面的限制，因此，在开始研究前必须具备一定的条件，主要包括以下几个方面：

(1)时间与时间性：时间是指研究的期限及所研究问题的紧迫性。研究期限是否允许完成全部研究,研究问题是属于一个亟待解决的紧急问题还是一个长期问题。限制在一定时间内完成的,如毕业论文、职称评审,研究问题就不能太大太复杂。若属于一个长期问题,太短的时间就显得过于仓促、粗糙。时间性问题是指要考虑研究内容是否与季节、时期有关。

(2)研究对象:首先要考虑是否可以在规定期限内找到足够的研究对象,尤其是对研究要求比较严格或小概率的情况时要特别考虑;其次,研究对象是否愿意合作,是否有兴趣、有时间参与,是否能坚持合作到完成整个研究。

(3)其他合作者:在确定研究问题时,还应考虑到其他有关人员是否会合作,如研究对象是儿童,家长是否同意?研究对象是病人,家属是否合作?使用其他场所如社区,其他医院或现场的工作人员是否会支持?需要做化验,检验人员是否会合作?最重要的还要考虑上级领导是否会支持。

(4)研究的资源:研究资源包括人力资源和其他资源。要考虑研究者本人和合作者的知识、经验和能力,还要考虑研究所需要的经费、仪器、技术以及所需要的信息是否有保证。

(5)政策和制度:在考虑研究的可行性时,还应适当考虑政策和制度方面的限制,特别是涉及要对研究对象施加人为的影响或措施等问题时。

虽然进行科研离不开一定的条件,但并不是要等经费、时间、设备、人员等什么条件都具备了才能动手搞科研。要考虑到护理工作任务重,一般抽不出更多的人力与时间进行科研,应充分利用本单位现有的条件和设备,在搞好本职工作的同时,挤出时间投入科学研究。在研究问题选择上,应量力而行,可先选择范围小、内容少、周期短、花费低、可行性强的研究,待创造更好条件时再选择起点高、要求难、题目更大、水平更高的课题进行研究。

四、科学性原则

科学性原则即选题要有科学依据。而科学依据是指一定的科学理论和事实材料,只有在此基础上,借助文献资料和个人的经验体会,经过归纳、演绎、类比、分析等科学思维而形成科学假说。也就是说,选题是提出假说,研究是验证假说,整个过程都应具有科学性。同样,护理科研的科学性不仅体现在确定研究问题时是否有事实依据和理论依据,还体现在科研活动中,科研设计是否严密,收集、分析、整理资料是否合理,以及研究结果能否为以后的护理实践所证实,能否切实回答和解决有关的护理问题等。

五、伦理性原则

随着护理知识的增长,护理人员从事学术研究的人数大增,但是在注重专业发展的同时,也应重视病人的安全与权利。由于护理研究在很多情况下是以人为研究对象的,护理人员在研究中经常会遇到有关人类权利的伦理问题或困境。因此,如何在研究中尊重人的生命、权利和尊严,尤其当科学和伦理产生冲突时,遵循伦理原则指引护理研究显得非常重要。

(一)尊重人的尊严的原则

尊重人的尊严主要包括以下几方面内容,即在科研过程中,受试对象有自主决定权、隐私权、匿名权和保密权。

1. 自主决定权　自主决定权是指在科研过程中,受试对象应被看作是自主个体,研究者应告知整个研究的所有事宜，受试对象有权决定是否参加研究，并有权决定在任何时候终止参与，且不会受到治疗和护理上的任何惩罚和歧视。在科研过程中，科研人员有时会利用强制、隐蔽性收集资料或欺骗等手段而使受试对象的自主决定权遭到侵犯。

2. 隐私权　未经本人允许或违背本人意愿而将其私人信息告知他人，即造成对受试者隐私权的侵犯。其危害很大，会使受试者失去尊严、友谊、工作，或使其产生焦虑、犯罪感、窘迫、耻辱感等。护理研究中对受试者隐私权的侵犯常发生在收集资料过程中问一些侵入性问题，或者是在受试者不知道的情况下进行隐蔽性资料收集。

3. 匿名权和保密权　在大多数研究中，研究者以向受试者保证不对任何人公开受试者身份或许诺所得信息不向任何人公开的方式来达到对受试者匿名权的保护。保密权指未经受试者同意，不得向他人公开受试者的任何个人信息。通常，保密的原则包括以下几个方面：①个人信息的公开及公开程度必须经受试者授权；②个人有权选择可与其分享其私人信息的对象；③接受信息者有保守秘密的责任和义务。

对受试者保密权的侵犯常见于以下的情况：①研究者有意或无意使未被受权者得到受试者的原始资料；②汇报或公开发表研究报告时由于偶然的因素使受试者身份被公开。保密权的侵犯，除了会使受试者对研究者的信任受到影响外，最主要的是会对受试者心理和社会方面造成损害。所以，在护理研究中一定要注意，若得不到受试者的允许，任何人都无权获得受试者的原始资料。

（二）有益的原则

该原则指出研究者应使受试者免于遭受不舒适或伤害。研究者实验前应谨慎评估试验的利益和风险，并尽最大可能将风险减少到最低水平。

1. 评估利益　护理研究的最大益处在于获得知识的发展和技术的改进，最终带来社会的进步、护理专业的发展和对个体健康的积极影响。

在治疗性研究中，受试者可能从试验手段，如护理干预中获得益处，如心理护理、健康教育等。除此之外，研究中产生的新知识，可能扩大受试者以及家庭成员对疾病或健康的理解等。

非治疗性研究尽管对受试者并不带来直接益处，但它对护理知识的贡献同样重要。参与研究的同时还能使受试者加深对自身的了解、提高自尊心以及从接受别人的帮助中获得满足感等。

2. 评估　研究者必须评估受试者由于参加试验所经受或可能经受的风险类型、程度和数量。风险取决于研究的目的和手段，它可能是生理的、经济的和社会的；可能是实际存在的，也可能是潜在的；可以是很小，甚至没有，也可能很大，甚至造成永久伤害；还可能对受试者的家庭和社会带来影响。所以，研究者评估风险的情况，在研究的实施中努力保护受试者权利是非常重要的。

3. 衡量利益-风险比率　研究者应努力通过改变研究的目标和(或)过程来最大限度地增大利益和降低风险。如果风险最终不能被消除或降低，研究者应能解释其存在的合理性。但是，如果风险大于利益的话，研究应被修改；如果利益与风险持平或利益大于风险，研究者可以证明实施该研究的合理性，并应该得到评审部门的批准。

根据风险的性质和程度可将其分为5类。

(1)无预测的影响:如回顾性的调查研究,研究者不直接接触受试者,也不对其造成任何影响。

(2)暂时的不舒适:研究带来的不舒适与受试者日常生活所经受的相似,而且会随着试验的终止而结束。

(3)较严重的暂时不舒适:指研究终止后受试者仍有不舒适感,或者在一些质的研究中,要求受试者回答一些对其心灵伤害很深,甚至宁愿忘记的问题,使其再次经历失败、恐惧、不安等感受。

(4)永久性伤害的可能:对受试者造成永久的心理或社会的伤害,如研究性行为、吸毒等敏感问题,可能造成受试者人格或名誉上永久伤害,甚至更严重的后果。

(5)确定的永久性伤害:如二战期间纳粹医学试验将病原体注入受试者体内以观察人体的反应,造成永久的、不可弥补的损害。在护理研究中,不管结果会带来多么大的效益,如果会对受试者造成永久性伤害,该研究绝对不可实施。

(三)公正的原则

公正的原则是指受试者得到公平治疗的权利,其内容主要包括两方面,即公平选择受试者和公平对待受试者。

1. 公平选择受试者　过去由于社会、文化、种族和性别的歧视,受试者多是穷人、监狱的犯人、奴隶、农民、濒死者等被认为是无价值的人,这样他们的权利往往被研究者忽视。伦理原则认为对于受试者的选择应该本着公平的原则,利益和风险公平分配。选取受试者应该基于研究本身,而不应受到诸如受试者的地位、是否容易找到和易操纵等因素的影响,更不应以研究者的好恶作为选择受试者的标准。

2. 公平对待受试者　公平对待受试者主要是指以下几项内容:①研究者和受试者在研究前应就受试者在研究中的角色达成协议,研究过程中双方应严格按照协议来进行,未经受试者允许,不得更改;②和受试者约好会面时间后,研究者应准时或提前到达,并应在双方认为合适时间终止资料的收集;③研究者若对受试者有所承诺,应努力做到;④对受试者不论任何外在因素,如年龄、性别、种族、地位、经济水平等都应一视同仁。

(四)知情同意的原则

知情同意包含两方面的意思——“知情”和“同意”,即受试者知晓和明了与研究项目有关的必要信息(知情)和受试者自主同意参与该项研究(同意),两方面缺一不可。

知情同意的前提既包括给予受试者充分的信息,也包括受试者必须真正理解所有内容。因此,研究者给予受试者的信息中应包括实验可能给其带来的利益,如疾病康复、花费减少,也应该包括受试者可能要承担的风险,甚至一些不适和伤害,如药物副作用、侵入性治疗造成的机体损伤等。为了使受试者真正理解所有信息内容,研究者应根据受试者的知识基础,用通俗易懂的方式向其做充分的解释。行使同意权时,受试者不仅应在充分理解所有信息的前提下,同时还应具备一定的理解力和判断力,以及法律上的行为能力和责任能力。对于精神障碍者、神志不清者、临终患者、婴幼儿及儿童等无行为能力者,其同意权须由法定监护人或代理人行使。禁止研究者对受试者施加任何形式的压力和不正当的影响,如隐瞒、欺骗或任何形式的强制或恐吓、报复手段。若研究者不愿意参加该项研究或中途退出，不能因此受到治疗和护理上的任何不良影响和待遇。

（五）其他伦理原则

1. 真实性　指研究者应对研究方法和结果的真实性负责，研究结束后将原始资料完整保留并存档，不能在原始资料上进行擅自修改或增添内容，也不能为达到期望目的做不真实的报告，或将认为不利于研究结果的资料隐瞒。

2. 客观性　指研究者在研究设计、收集资料、分析资料、论文撰写等整个研究过程中应保持客观性，防止因价值观、个人认识偏差或集团利益等因素导致结果分析和资料解释的正确性和公正性受到影响；或为了强调某种新措施的有效性而单纯报告阳性结果，忽略阴性结果或该措施出现的负面效应。

3. 平等性　研究者在工作中除了对研究对象遵循公正原则以外，对研究中的有关工作人员和合作者应以平等的态度对待，在报告研究结果和发表论文时，应对提供帮助者致谢。在作者署名时，应在平等原则上，根据每个人在该项研究中贡献的大小或事先达成的协议安排先后顺序。

（六）有关人体试验的伦理规范

“人体试验”是指对任何人体施行试验，以获知其对人体影响的任何行为。护理研究的对象多是患者，要在人身上施加干预措施，所以必须了解有关知识，并在研究中严格遵循。国际上著名的有关人体试验的伦理规范主要包括《纽伦堡伦理规范》和《赫尔辛基宣言》。

1.《纽伦堡伦理规范》　1947 年 8 月 19 日，第二次世界大战战犯法庭在德国纽伦堡市判决 23 名德国被告，其罪名是强迫战俘接受人体试验。《纽伦堡伦理规范》即于 1947 年公布，其内容如下：

（1）接受试验者必须自愿同意参加，且必须具有法律能力和自由选择的能力填写同意书，不受任何欺骗、胁迫、劝诱、恐吓或以任何强迫手段的驱使；研究者有责任让受试者对试验的主题、时间、目的、方法和可能的伤害、不便以及对健康或个人的影响等有充足的认识和了解，以便受试者作出决定。

（2）人体试验须绝对必要，对社会具有重要意义，且无法以其他研究方法取代。

（3）人体试验必须有充分的理论基础，如动物试验的结果、疾病自然过程的知识或其他研究问题的预测结果等。

（4）人体试验必须在避免所有不必要身体及心理痛苦及伤害的原则下进行。

（5）如果事先知道此试验将带来死亡或残疾，此人体试验不可做，除非研究者本人也是被试验对象当中的一员。

（6）试验的危险程度绝对不可超过试验所能解决问题的重要程度。

（7）试验必须有适当的准备和充足的人员、设备，保护受试者现在甚至将来免于受到任何伤害、残障或死亡的可能。

（8）试验必须由合格的科学人员进行，受试者在试验的整个过程中，必须得到最好的技术和照护。

（9）在整个试验过程中，受试者必须都是自愿参与，如受试者在身体或心理方面无法继续，受试者可自由决定退出该试验。

(10) 在试验进行中，如果试验者认为继续试验可能会引起受试者伤害、残疾或死亡，必须随时准备终止此研究。

2.《赫尔辛基宣言》 1964 年，在芬兰的赫尔辛基召开第 18 届世界医学会时，以《纽伦堡伦理规范》为基础，在大会上正式通过了有关人体试验的又一伦理规范——《赫尔辛基宣言》，并于 1975 年、1983 年、1989 年、1996 年和 2000 年分别在第 29 届、35 届、41 届、48 届和 52 届世界医学大会上进行了 5 次修订。该伦理规范将治疗性研究和非治疗性研究进行了区分。治疗性研究为受试对象提供了一个接受试验性治疗的机会，且会产生有益的结果。非治疗性研究的目的是增进科学知识的进步，研究结果可能会对未来的患者有益处，而暂时不能对受试对象本人带来益处。《赫尔辛基宣言》的详细内容如下：

(1) 基本原则

①临床研究必须符合道德及科学原则，且应以试验室、动物试验或其他科学依据为基础。

②临床研究必须由合格的科研人员领导，并由合格的人员监督。

③临床研究的重要性与给受试者带来的危险性不成正比，则该研究不得实施。

④每一个临床研究计划，必须首先详细评估其危险性，并比较受试者或他人能够预见的利益。

⑤施行容易导致受试者人格改变的试验时，必须特别小心。

(2) 治疗性的临床研究

①如果断定某一新的治疗方法具有挽救生命、恢复健康或减轻痛苦的作用，应首先采用。但在采用前，应向病人解释清楚，征得病人的同意。对无行为能力的病人，必须事先取得其法定代理人的同意。

②研究者可以采用临床研究与专业性治疗并行的方式，但是临床研究的范围，应以对病人具有治疗价值为限。

(3) 非治疗性的临床研究

①对人体施行科学性的临床研究时，研究者仍有保护受试者生命与健康的义务。

②必须对受试者说明该研究的性质、目的和危险性。

③在病人尚未完全知情及表示同意之前，不可对其施行临床研究。若其为无行为能力者，则必须取得其法定代理人的同意。

④受试者在精神、身体及法律三方面，应能完全行使其选择权。

⑤受试者的同意，须以书面为凭。临床研究的责任，由研究者承担，受试者即使行使同意权，也不必负责。

⑥研究者应尊重受试者自身完整性，尤其是受试者对研究者有依赖关系时。

⑦在研究过程中，受试者或其监护人(代理人)，随时可以撤销其承诺。研究者认为继续试验将对受试者有害时，应立即终止研究。

值得一提的是，为了使受试者的权利得到更好的保护，很多国家都成立了伦理委员会。伦理委员会是由医学专业人员、法律专业人员及非义务人员组成的独立组织，其职责是审查临床试验方案是否符合医学伦理学的要求，确保受试者的安全、健康和权益得到保护，是生物医学研究伦理审查体系的重要组成部分。在美国称为机构评审委员会，由至少5名拥有不同文化、经济、教育、性别等背景的成员组成。他们必须具有丰富的经历和评审科研的专业知识，所有研究必须经过该委员会的批准方可实施。在我国，伦理委员会分为国家伦理委员会、省(市)级伦理委员会和单位伦理委员会。伦理委员会的工作应相对独立，以《赫尔辛基宣言》等作为指导原则，并受我国法律、法规的约束，不应受临床试验组织者和实施者的干扰或影响。

总之，在护理研究的各个步骤，都会遇到各种各样的伦理问题，如选择研究问题时、征求研究对象的同意时、收集资料和分析资料时，以及书写研究报告时。这就要求护理研究者时刻保持谨慎的态度，一切以伦理原则为指引，以使受试者的利益得到最大限度的保护。

第二节　护理科研的常用方法

护理研究常用的方法大致可分为如下类别：

一、观察法

是直接观察研究对象的真实状态时所采用的一种方法。由于护理科研绝大多数是在人群中进行的，所以实际上研究者不能或不能全部掌握、控制所研究现象发生的条件，因此，观察法就是很重要的方法。

(一) 描述性研究

描述是指通过收集临床资料和调查的方法，获取研究的第一手资料，再将大量零散的资料按群体研究的方法进行归类统计，总结出所需要的临床特征、疾病与健康的分布特征，用必要的文字、图、表进行叙述，分析其规律和影响其分布特征的原因，以对病因研究和防治对策提供线索。为了正确地描述分布，必须有明确统一的诊断标准、准确的病例(或因子)数字以及人口数字。

常见的描述性研究有利用临床护理历史常规资料进行描述、现况研究，如传染病流行或暴发的调查。

(二) 分析性研究

分析性研究多是进一步对所假设的病因在选择的人群中探找疾病发生的条件和规律，验证所提出的假设。主要有两种：

1. 从疾病(结果)开始去探找病因(原因)的方法叫病例对照研究。这种方法省时、省钱、省力、易实施、不需试验设备，可与平时日常护理工作结合进行，是一种很适合护理人员做研究的方法。

2. 从有无可疑病因(原因)开始去观察是否发生疾病(结果)的研究方法叫队列(或群组)研究。队列研究能追踪观察疾病或死亡的发生，能对可疑原因进行直接追踪监测，其结果较可靠、准确，可进一步验证疾病与病因之间的因果关系。

二、试验法

是通过试验手段改变研究对象的状况，观察其结果与整个课题结论间的关系的研究方法。

试验法设计严密，一组给予改变措施，另一组不给予，前瞻性地观察两组措施效应差别，其目的是评价治疗、护理、管理、预防和保健等方面措施的效果以及验证病因、疾病的危险因素，研究流行规律等。它在观察法的基础上增加了人为操作，因此研究者既可以在同一条件下多次重复同样的试验过程，又可以通过人为地改变试验条件的办法，创造出各种适宜的模拟环境，从而提高了研究效率，更有利于根据研究方向收到事半功倍的效果。但是也应看到要想满足各种条件，除非能客观地找出相应的测定方法，否则采用试验法是很困难的。

复习思考题

1. 护理科研必须遵循的原则有哪些？每个原则的要点是什么？
2. 护理研究常用的方法大致可分哪几类？
3. 描述性研究和分析性研究有何不同？

（金　莉）

第三章 护理科研的基本程序和内容

科研作为一种对未知事物的认识过程，是由特殊到一般、由一般到特殊的认识的反复循环的过程，是实践—认识—再实践—再认识的过程。护理科研是应用科学的方法探索、回答和解决护理领域问题的一个复杂过程，其基本程序也是由科学研究活动的规律规定的，其研究步骤与医学及其他学科的研究步骤基本相同。但是，这些步骤之间的界限并不是分得很清楚，有些步骤是同时或交叉重复进行的。

第一节 选 题

选题即选择和确立所要研究的题目，也就是发现问题、确定研究目的和内容、确定并论证科研课题的过程。只有题目选得好，才有可能出成果，故科研课题的选择和确立非常重要，它本身既是一门科学，也是一门艺术。选题决定着研究者的研究方向和目标，引导研究的方法和途径，关系着科研成果的大小和成败，还能培养研究人员的思维能力和独立工作的能力。因此，选题必须具有明确的目的性、充分的科学性和先进性。但是，如何发现和选好研究题目是护理研究中的一个值得重视的问题。有些人平时遇到的问题很多，但是要做课题时，又想不起来或感到很笼统，故需平时积累，多看资料和多思考。另外，在提出一个问题时，还应首先收集与自己的研究课题有关的信息，即查阅文献以确定此问题是否有研究价值。

第二节 形成假设

形成假设即在发现和提出问题及进行文献查阅和情报调研的基础上，对所获取的资料和信息进行分析对比，使所提问题系统化，找出问题的关键所在，为立题提供理论上的和试验上的科学依据，并作出预期性答案，建立科学假设。假设是研究前对要研究的问题提出的预期目的，根据假设确定研究对象、方法和观察指标等，通过获得的试验结果来验证或否定假设，并对提出的问题进行解释和回答。假设是科学性和推测性的统一，常由理论推测而得，所以假设能提供研究方向、指导研究设计。不是所有的研究都需要提出明确的预期目的，如量性研究需要有研究设计，因此有假设提出；而描述性研究就不一定要有假设形成；质性研究在研究开始可能没有假设和研究设计，然而在研究完成时，可能会产生研究的预期性答案。

通常一个研究课题要设立好几个假设，以便从各方面进行研讨，但有必要选择能解决问题的中心假说。较好的假说常有以下特征。

1. 概念明确　假说的用语易于理解。

2. 设立有价值的参考事项　假设中的因素是可以预定的，并可能与观察中的现象有密切关系。

3. 假设是从理论和实践中引导出来的　假设能决定整个研究过程，因为研究的计划与方法往往是按假设设立的。

第三节　科研设计

在研究问题确定后，研究者按研究目的而进行科研设计，选择和确定具体的研究方法。科研设计是科学研究中具体内容和方法的设想及计划安排，从而获得有意义的资料和结果。科研设计是科研人员必备的能力，有无严谨的科研设计对是否能获得有价值的科研结果十分重要，同时与科研论文的质量也是密切相关的。任何一个缺乏严谨设计方案的科研课题，往往会白白浪费人力、物力、精力和时间，导致整个研究工作的失败或不能达到预期的目的。

科研设计的内容主要包括两部分——专业设计和统计学设计。在实施科研方案前，需要请不参与课题设计的专家对设计方案提供意见，经过充分论证与改进后再予以实施。

一、专业设计

专业设计是指根据研究目的选择适当的研究对象、研究因素、效应和指标，选择适当的研究方法、途径和评价标准等。

（一）研究对象

研究对象是接受研究因素的各种群体，也是效应产生的主体。临床研究中，都是以病人为研究观察对象。研究对象的各种因素都对研究因素的效应有影响，因此，必须按规定的条件严格地进行选择。

任何研究工作的对象都称为样本，它是总体的代表，从样本的结果推论总体。在研究设计中，样本选择的要求有：

1. 严格规定样本的条件　样本的选择应服从于研究目的，依据研究目的制定出明确具体的诊断标准、纳入和排出标准，以保证研究人群对目标人群有较好的代表性。

2. 要按随机原则选取样本，注意要有代表性　从目标人群中进行随机抽样，将符合标准的对象纳入研究，不得随意选择、任意取舍，以减少选择偏倚的发生。

3. 每项研究课题都应规定有足够的样本数，即样本含量　样本太少，则无代表性，且易出现假阴性，实际有效的护理措施可能得出无效的结论；样本太多，不仅造成人力、物力、财力的浪费，还会增加产生误差的几率，所以应根据不同课题内容，合理设计研究样本的含量。

（二）研究因素

研究因素也称暴露、特征、变量、自变量等，是验证假设的重要手段。研究因素的性质、暴露（作用）方式和强度对研究效应都会有不同程度的影响，因此在研究设计中对其必须有明确的定义和测量尺度。

1. 研究因素的性质　护理科研中，应根据研究因素的性质选取不同的设计类型。研究因素按是否可由研究者控制分为自然存在和人为的研究因素两类。自然存在的研究因素包括各种环境因素(物理环境、化学环境、生物环境、社会环境等)和体内因素(高血压、肥胖、年龄、性别等);人为的研究因素即研究者强加的干预因素,如诊断方法、治疗的药物、手术、器械和各种护理措施。这种分类只是相对的、可以控制的,如病室空气的洁净度是自然存在的,但也可通过一些消毒措施令其改变。

2. 研究因素的数量　一般说,一次研究的因素数量愈少愈好。临床研究情况复杂,多种因素对研究结果都可能造成影响,给结果分析带来困难,所以通常在一个研究中只观察一个研究因素,把其他相关因素称为非研究因素,并将其均衡分布在试验组和对照组中,这种设计称为单因素设计。在病因研究中常同时探讨多种研究因素,而且每个因素还可能有多种水平,这称为多因素设计。单因素研究中,有时区分为多个水平(等级),比如药物的不同剂量、给予次数等,但单因素多水平的研究设计也应按多因素设计进行。

3. 研究因素的强度　任何性质的研究因素都有量的问题。在分析结果时,如果某研究因素与其效应之间存在剂量反应关系,则更为有力地说明其间的因果联系。

4. 研究因素的测量应标准化　首先,研究对象是否暴露于某研究因素或受到某研究因素的作用和影响,应有一个明确具体的执行定义(即标准);其次,对研究因素暴露的量要有测量的标准和方法。测量的标准和方法不管是公认的抑或是自己规定的,一经确定,必须贯彻始终,不得随意改动。

(三) 效应和指标

效应是研究对象对研究因素作用的反应,它可以观察和测量并通过具体的观测指标表现出来。指标是研究中用来反映研究目的的一种现象标志,也是确定的研究资料项目。通过取得指标所规定的各项资料,可从中分析判断出研究结果。

对于不同类型的研究设计,观察和测量指标是不同的,但对各观测指标的要求是一样的:

1. 观测指标能反映效应的本质　观测指标具有较高的灵敏度,不仅能发现较轻微的效应,而且足够能与其他效应区分开。

2. 观测指标的选择　选择指标最基本的要求是具有达到预期目的的性能,要能如实反映研究设计的目的,要使观测者从中获得准确的结果和科学的判断。通常一项科研设计要选择多个指标来进行研究,以使最后的分析资料和做出的判断更为合理有用。

3. 规定指标观测的时间、间隔和方法　在观察时要注意观测的开始时间、间隔时间。观测的方法及判定标准应事先规定好,对每个研究对象都同样执行。

二、统计学设计

主要包括统计学原理和方法,充分运用对照、随机、均衡和重复原则控制各种偏倚,选择适宜的统计学分析方法。

(一) 对照

对照即设置对照组。设对照组的目的是为排除与研究无关的外界因素的影响。对照组和试验组应在尽可能相同的条件下进行观察,使结果具有可比性。

临床科研情况复杂,除了研究因素外,总会或多或少地存在非研究因素。为了排除干扰,最好的方法就是设置有可比性的对照组，使非研究因素均衡分布在两组中，而两组所不同的只是受到研究因素的作用与否。这样，把两组效应方面的差异归于研究因素就理所当然了。

在护理研究中，对照组和试验组是同质的、有可比性的研究对象，但对照组在选取的时间方式和处理措施上可有不同。按时间可有同期对照、历史对照、自身前后对照；按选取方式可有随机对照、非随机对照；按处理措施可有安慰剂对照、药物对照和空白对照。实际上，在科研设计中的对照是选取时间、方式和处理措施的组合，如研究某种药物的疗效，常选用随机分组的（同期的）有效药物的对照或安慰剂对照。

（二）随机

随机有两层含义：

1. 随机抽样　随机抽样又称概率抽样，就是抽样总体中的一个单元（个人或其集合体，如家庭、班组、街道、乡、村、县、市等）均有可能按预定的概率被选入样本的抽样方法，这样抽得的样本称为随机样本。随机抽样能否代表总体，还取决于样本含量（即样本大小）、总体中各单元的齐性等因素。但从这种样本的样本值可估计总体值所在范围并得知估计错误的概率和抽样误差，从而达到把抽样结果应用于抽样总体的目的。

最常用的随机抽样方法有五种，分别是：简单随机抽样、系统抽样、分层抽样、整群抽样、多级抽样。

2. 随机分组　随机分组是在随机抽样的基础上，将受试对象再次随机分配到试验组和对照组的方法。它分为简单随机、分段随机和分层随机三种，这是治疗试验和评价护理效果等试验研究的重要原则。但在病例对照研究、队列研究和诊断试验的评价研究中是不能随机分组的，只能是各组内部的随机抽样。

如前所述，临床科研中存在着许多非研究因素对研究过程、结果进行干扰，这些非研究因素中有已知的，也有未知的。对于已知因素，可以采用配比、限制等办法加以控制，但对于未知因素的控制却无从下手。而随机化分组不仅能控制已知的非研究因素，还能控制未知的因素，是最简单、最有效的保证两组有可比性的分组方法。

（三）盲法

盲法即观察结果是在不了解病情、分组和用药情况下进行的。在科研活动中，常会由于在数据收集、记录、编码、分析过程中的缺点造成系统误差和结果解释中的片面性，这叫信息偏倚。其来源多种多样，主要有：收集信息人的偏向，使用工具或调查表的缺陷，被调查者的偏向，分类错误，对不同组别收集信息的方法不可比等。为了避免这种信息偏倚，在研究设计时，收集资料、观察与测量应尽量采用盲法。

在不同的科研设计中盲法的实施也不同。依据所盲的对象，盲法可分为三类：

1. 单盲　研究对象不知道分组和给予措施的性质。

2. 双盲　研究对象和观察者都不知道受试对象的分组和接受研究的情况，只有研究者或研究者指定的人员知道。

3. 三盲　研究对象、观察者及数据处理者都不知道研究对象的分组和接受研究的情况。研究开始前规定使用代号或密码，只有研究者委托的人员掌握密码编号，直到整个科研活动结束后才当众公开。

第四节 预试验

预试验又称可行性研究或试验研究，是指在科研方案正式实施之前，为保证科研工作的顺利进行，按科研设计方案先做一个小规模的试验。一般是在大规模或大样本的研究设计中，考虑在研究开始前选择做预试验。

预试验的目的是：①指导修改科研设计方案；②检测设计方案的可行性；③测定研究工具的信度和效度。为了使预试验能够发现科研方案的缺陷或问题，预试验必须严格按照科研方案慎重进行。

预试验之后，必须对预试验过程中发现的问题加以修正，必要时还要再次进行预试验。

第五节 实施

预试验之后即进入正式实施科研方案阶段，即根据护理研究计划，在总的研究目标的指导下，按科研设计展开研究。正式试验一般对参加人员要有严格的要求，需专门培训，并对研究的进度有所规定，整个研究过程要按要求进行。在这一阶段，研究人员应按照科研设计进行观察和试验，有次序地收集资料，从中发现有价值的材料，为以后的理论升华提供素材。这是研究过程中最关注的部分，是科学发现和发明创造的起源。科研资料的收集分为直接资料和间接资料两类，直接资料即研究者亲自收集而得到的第一手资料，其方法主要有观察法、调查法和实验法；间接资料通常来自各种文献材料，如书籍、期刊等，常称之为第二手资料。

为了保证所收集资料的科学性、真实性和准确性以及研究结果的可靠性，应注意三个方面的问题：

1. 观察与试验应当严格按照科研设计方案组织实施，中途不得任意变更。若要调整科研设计方案，需要经过重新论证。

2. 观察与试验应十分注意研究方法的科学性。各种检测方法以及所使用的仪器、设备、药品以及试剂都应当标准化，观测或试验人员应进行专门培训，调查对象的失访应当有补救措施，发现偏倚要及时纠正。

3. 收集到的原始资料的记录必须客观真实、保存完整，观察到的各种现象应能全面、客观、准确地反映事物的本来面目。

第六节 分析总结

分析总结包括资料处理、数据分析和课题总结。

（一）资料处理

收集到原始资料后，还必须进行科学的整理加工，首先要根据研究目的对原始资料进行科学合理的取舍。凡是与研究目的相关联的正反两方面的资料都应当选取，而不能只选用与预期结果相符合的资料，舍弃与预期结果不符合的资料。否则，就可能出现重大的偏倚，甚至导致错误的研究结果和结论。同时，在对资料整理的过程中，应当就各种偏倚与混杂因素对研究结果的影响进行统计学分析，必要时应进行补充试验和观察。

(二) 数据分析

数据分析即选用适宜的方法对资料进行统计学分析。研究问题的目的在于认识客观规律,试验虽然只在少数受试者身上(样本)进行,但是结论却要推至研究对象的全体(总体)。由于生物的变异性大,个体差异普遍存在,所以研究资料只有通过统计学方法来进行分析才能找出规律性的答案,得到有意义的结论。数据统计学方法是临床研究工作中必不可少的工具,其来源于概率统计学。概率论是数理统计的基础,统计分析的许多结论都是建立在概率大小的基础上。在科研工作中,根据各种公式求得 P(概率)值后,用以分析和判断研究结果,是具有科学性和常选用的方法。

通常研究中得到的资料可分为计量资料(定量资料)和计数资料(定性资料),介于其中的为等级资料(半定量资料)。统计学分析定量资料和定性资料时选用的检验方法和计算公式都不同。分析整理研究资料多用计算的方法,如用百分率(%)、均数($\bar{x}$)、标准差(s)、标准误差(sx),还可用统计图和表格来归纳研究结果。

(三) 课题总结

课题总结是对研究结果进行解释与表达,把感性材料从感性认识升华为理性认识,从而形成新理论、新知识、新技术、新方法的过程。

第七节 撰写论文

科研论文是科研工作的书面总结,也是科学的论证文章。撰写论文是科研工作的最后一个步骤,也是一个重要组成部分,没有写出论文,任何研究工作就不能称之为完成。撰写论文有一定格式要求,其内容包括前言(选题背景和研究的预期目的)、资料来源和方法、结果及讨论等部分,是用文字表达出研究者对课题的一系列思维过程。论文的写作不仅是用文字将研究数据材料即资料统计分析表达出来,还要通过逻辑推理,论证结果的科学性、实用性,要求论点突出,论据可靠,语言文字准确,表达规范自然流畅,可读性强。论文撰写完成后,应尽快发表,一般选择专业性杂志发表,以尽快在护理专业推广应用,为人类的健康服务。

对某项科研活动而言,尽管分析总结成文是终点,但是科技工作并未就此结束,科研的结果一方面需要推广应用,产生实际的社会经济效益,把科学技术潜在生产力转变成为现实生产力;另一方面,科技新知识、新理论、新技术、新方法也必须接受实践检验,在实践中进一步丰富、发展和完善。在实践检验中可能又将出现深入研究探索的新课题,实践—认识—再实践—再认识,循环往复,不断深入探索研究,推进科技进步和人类文明发展。因此,分析总结成文既是一项科研活动的终点,往往又是再一次科研工作的起点。

复习思考题

1. 护理科研的基本程序包括哪几个部分?
2. 较好的科研假说有什么特征?
3. 专业设计与统计学设计的主要内容有哪些?

(金　莉)

第四章 护理科研选题

选题就是要选定所要研究的问题,是护理科研中要解决的首要问题。对于广大护理科研人员来说,护理科研课题的选择并不是一件容易的事情。正如爱因斯坦所说:"提出问题往往比解决一个问题更重要"。护理领域需要研究的问题和尚待验证的理论很多,护理人员主要从护理实践和日常工作中发现问题,逐步形成新的想法,从而提出研究课题。选题是一个严密的科学思维过程,是科技工作者理论水平和科研能力的综合体现,也集中体现了研究者的理论认识、科学思维和逻辑推理等诸方面的能力,所以选题要有背景(理由),要有科学理论的依据和实践的基础。如在日常护理工作中遇到一些不能解释的现象或无法解决的问题,可在相关理论和实践经验的指导下,逐渐形成解决问题的具体设想和方法,从而提出研究的课题。选题和确立课题是科研工作最为关键的阶段,选题在一定程度上反映了科研工作的水平和研究成果的价值,同时也决定了最后撰写论文的水平,所以好的课题是优秀论文的基础。

第一节 选题的原则、途径和课题分类

一、选题的原则

护理科研的选题必须遵循护理科研的总原则:

1. 必要性原则　指选题是否满足实际工作的需要或科学理论体系的需要。
2. 创新性原则　要求选题具有先进性、新颖性。
3. 可行性原则　选题要具备主客观条件。
4. 科学性原则　选题一定要以事实为基础,以已有的科学理论为依据。
5. 伦理性原则　在研究中一定要尊重人的生命、权利和尊严。

二、选题的途径

1. 从护理专业中的空白处选题　"言前人所未言,发前人所未发"。护理学作为一门独立的学科,其历史仅仅只有一百多年,相对于医学发展历史较短暂,加之医疗技术的快速地不断地提高,各种新学说、新观点的不断涌现,专业的空白点较多,即亟待解决的问题较多。如近几年,我国医疗卫生事业发展迅速,对高级的专业护理人才的需求也越来越迫切,培养临床护理专家(CNS)的一系列计划正在探讨中,这方面在我国护理学发展史上可以说还无人问津,这就是此方面研究的空白点。

2. 从临床护理方法技术的不足之处选题　护理学是一门应用性学科，护士在临床第一线积累了丰富有益的经验，只要细心观察，勤于思考，就会发现日常护理工作中有不少的问题值得去研究。如重症胰腺炎患者胰腺坏死组织如不及时清除和彻底引流，势必继发感染出现严重的并发症，一旦出现并发症，病死率几乎达100%。临床上常采用腹腔灌洗法及负压主动引流进行治疗。传统的腹腔灌洗法虽有一定的疗效，但在控制感染、减少并发症方面却不理想。为此，某院护士对传统灌洗法进行了改良，并对两种方法的疗效作了科学的观察比较，证明改良的灌洗法优于传统灌洗法，从而广泛地应用于临床，有效地控制了感染，提高了治愈率。

3. 顺应时代，从人类对健康的新需求中选题　护理工作的界限不是一成不变的，是根据社会发展过程，不同国家、不同社会的需求，护士教育水平的差异和能力的不同及护士本身的兴趣等而有所变化。随着医学模式的转变、科学技术的发展，护士不再是以在医院工作为主，其工作范围已扩大至社会上众多单位和领域；护理对象也不仅限于病人，还包括健康的人。这样，整个社会群体必然会对护理工作提出更多的新的健康需要。

当前，世界卫生事业发展的趋势发生了巨大的变化，医疗服务发展的趋势是从单纯的治疗服务转向防治结合的综合性服务，从单纯的生理服务转向生理、心理、社会的全面服务，从单纯的技术服务转向社会性服务，使医院的服务对象不断扩大，使医院成为社区医疗保健中心，成为无围墙的医院。必然的，在这形势之下，社会群体对健康的需求也将越来越多，也越来越强烈，这就给护理人员提出了新的研究课题，如各种疾病的预防措施及评价。再者，我国的经济还不发达，医院及床位的数量也远不能满足病人的需要，加上人口老龄化等问题日益严重，社会急需另辟蹊径解决好这些群体的需求。于是，开展家庭病房、发展老年人护理等课题又摆在了护理人员的面前。

4. 从护理学与其他相关学科的交叉选题　护理学虽然是一门独立的学科，但是随着医学模式的转变及人的需求观念的转变，护理学与相关的学科，如心理学、社会学、教育学、伦理学、遗传学等相互渗透、相互影响，为此，许多新的课题亟待护理人员去解决，如不同阶段、不同疾病、不同区域、不同年龄组病人，面对不同的环境、不同的干预，心理变化各异；面对社会的发展，人际关系的变化，护理人员如何应对不同层次的病人；计划生育、优生优育政策的实施；临床护理指导模式的建立等等都是很好的研究内容。

5. 从医疗新技术开展的护理配合技术选题　一项新的医疗技术的开展意味着将面临新的护理课题的产生。不断追踪医学发展的动态，可为护理科研选题提供新的思路。

总之，护理研究选题的途径较多。要选择合适的研究课题，必须在反复实践的基础上，才能开拓新的视点，寻找出选题的技巧。

三、课题分类

护理研究课题分类与医学研究课题的分类基本相同，根据不同的依据，护理研究课题可以分为不同类别。

（一）根据研究性质和目的的不同分类

1. 基础研究　也称基础理论研究，在一般科学中主要指探索自然现象和物质运动基本规律的认识研究，在医学科学方面指阐明人体内在运动的基本规律以及健康与疾病相互转化的规律等。护理的基础理论研究主要是围绕生命、促进健康展开研究的。护理基础研究大多为应用基础研究，阐述一般的和普遍的真理，对护理学的各专科护理均可产生影响，如各种护理理论、护理模式的提出，护理架构体系的完善。

2. 应用研究　护理学研究相对于数学、物理、化学、天文学等基础学科研究，属于应用研究，包括基础护理和临床专科护理。它是应用基础研究的成果，建立新的护理方法及护理措施、探索基础研究成果的实际应用可行性。其特点是研究的课题着重于临床护理工作中应用的广度，即把理论发展到应用的形式，针对性强。如用奥瑞姆的自理模式，针对病人不同的自理能力选择适当的护理模式进行护理；根据病人、实际工作的需要，选择个案护理、功能制护理、责任制护理等不同的护理工作方式。

3. 开发性研究　是指运用基础研究或应用研究的成果与知识，为了推广新技术、新方法、新工艺、新流程或对之进行实质性改进的创造性活动，其目标明确具体，实用性强，成果可物化、商品化，并直接产生明显的经济效益。

（二）根据研究方法的不同分类

1. 实验性研究　在严格控制的实验条件下，对研究对象施加处理因素，并根据其反应与未处理的对象进行对照，从而能较精确地回答或解决某一问题，验证科学假说。实验性研究的研究地点主要在实验室，常使用仪器、设备、试剂等物品，研究对象多为动物。在事先计划下能严格控制实验条件，排除其他影响因素，可进行细致观察，多次重复，反复比较，实验研究结果具有参考价值。随着我国护理教育体制的改革，护理科研实验性研究将会得到很快的发展。

2. 观察性研究　也称调查性研究，是在不施加任何实验因素，即在自然条件下，对客观的自然现象或状态进行观察、记录的研究方法。观察性研究的研究对象常常是一定地区范围内的，如某社区人群、某种范围内的护理人员及学生、某医院某科室病人、某种疾病的病人等等。研究的主动性较强，可预选，按计划、有步骤地进行调查记录，以取得客观准确的观察资料。

3. 资料分析性研究　研究者对已有资料进行收集、整理、归纳、分析，从中发现新的知识，或对某现象的规律再认识的创造性活动。

（三）根据研究课题的来源不同分类

1. 计划内课题　指纳入国家或各级主管部门科研及教学计划的课题，并有经费及其他方面的资助。

(1)指令性课题：是国家或各级主管部门根据医疗卫生事业发展规划的需要，以行政命令方式下达的科研课题，如国家攻关课题和重点课题。这类研究课题方向明确，目标清楚，一般都有专项拨款，限期完成。

(2)指导性课题：科研课题由基金资助或公开招标方式，通过专家评议，择优支持，选择承担课题(或项目)的单位和研究者，如国家自然科学基金、青年科学基金、国家卫生部招标课题等。

2. 计划外课题　指国家或上级单位一般不给予专门经费资助的课题。

(1)协作课题：由外单位确定课题的研究目的和内容，提供相应的经费。

(2)本单位或个人自选课题：由研究者自行选定本专业需研究的课题。这类课题选择范围广泛，大多数护理人员从事的研究多为此类，是护理人员根据自己的专业特长、工作特点，结合临床实践，从护理临床、促进病人健康和基础护理理论方面，选定计划之外的科研课题。此类课题通过研究工作取得有价值的成果后，也可以进一步申报计划内课题。

（四）根据研究内容的不同分类

一般按专科划分，如内科、外科、妇产科、儿科等。另外还有患某类疾病病人的护理研究；新理论新技术在护理实践中的研究；特殊或罕见病人的护理研究；护理管理绩效研究；护理教育研究等等。

第二节 选题的基本程序

一、提出问题

某一研究课题的产生，不是凭空而来的，总是受到外界条件的启发，在头脑中萌芽。这些外界条件也就是选题的来源，实际上多是护理人员在各自的护理实践中受到启发，产生兴趣，萌发护理研究的意向。护理人员要善于抓住这些兴趣、启发或灵感，勤于思考，克服惯性思维，敢于从新的角度去理解问题，从已知存在答案的地方去发现新问题，敢于提出疑问和不同寻常的假说，来解释原有理论不能解释的现象。

值得注意的是，提出问题的能力与研究者的思维能力、知识结构、知识底蕴有着密切的联系。研究者知识结构陈旧，则选题缺乏新意；研究者知识单一，则选题较局限；研究者护理专业水平不够，则选题深度不够，因此，选择有价值的研究课题绝非易事。

二、查阅文献

科研工作具有继承性和延续性，提出研究问题后必须要查阅文献，查阅该问题的研究历史与现状，国内外的研究动态、研究水平等。从查阅文献中找出创新点，是定题前的重要步骤，故查看文献和立题过程多是相互结合伴随进行的。一般在研究课题开始之前，都必须先了解与本课题有关的信息和研究水平，研究前要充分阅读资料，做到心中有数。

（一）查阅文献的目的

文献主要是指在杂志、学报、论文集、百科全书、教科书、专著等方面发表的文章而言，阅读文献的目的是：

1. 了解研究课题的背景，包括研究的历史、现状、水平和动态等。

2. 查看自己的选题内容与他人相似的工作是否完全重复，以便能及时修改研究内容，逐步完善选题，避免完全重复和减少盲目性。

3. 阅读与课题有关的论文可以了解他人已经进行过哪些探索，获得哪些结果，还有哪些问题需要进一步研究等，从而启发和充实自己的研究思路和方法。

4. 阅读文献中与自己研究内容有关的理论，可以获得研究问题和撰写论文的某些理论依据。

（二）查阅文献的摘录方法

阅读文献大致可以分为粗读和细读两部分，重要的是带着问题查看文献。选择内容应由近期向远期查，以近几年发表的资料参考为主。凡是对制定研究设计和撰写论文有帮助的文章都应细读。在查阅文献的同时要做好目录卡片或文摘卡片，用以积累资料和便于随时查找。记录资料卡片的方法很多，举例如下：

编号：
作者：
文章题目（或书名）：
杂志名称（或书的出版社）：
日期：年，卷（期），页数
内容：①可全文抄录或抄写部分段落
②可用自己的语言摘抄部分内容
评论资料：用自己的体会来解释或总结文章的某些观点。

图书馆是馆藏极丰富的各类书籍和参考资料的场所。从事研究工作时，应充分使用图书馆的资料。参考文献是研究工作过程中必不可少的一个环节，可根据自己掌握的一套寻找方法，通过各种文献检索工具寻找需要的资料。

三、假设的形成和问题的陈述

1. 假设的形成　假设是研究者对预期的结果，即各变量之间的关系进行初步的、带有假定意义的理论解释，也是选题过程中的重要步骤和基本程序之一，可帮助研究者明确研究目标和避免盲目性。一般来说，研究设计都是以证实假设为目的。

2. 问题的陈述　陈述内容主要包括确立研究问题的背景和预期目的，即陈述立题依据或理由及研究的预期结果。实际上选题的基本程序所包括的提出研究问题、查阅文献和形成假设等步骤常是交叉进行和不可分割的，因此问题的陈述就是针对以上各项步骤的内容作出综合叙述，用以指导研究设计。

第三节　选题的注意事项

一、选题应立足于创新，力避完全重复别人的工作

选题需要有明确的目的，应明确规定需要解决的问题和想要达到的目的。选择内容要注意有创新，多选别人没有或很少想到的内容进行研究分析，其结果才能在护理学某范围或领域内达到新的水平。一般护理研究问题大都来自临床实践，故选择对临床有实用性的问题才有意义且比较容易做到。一个研究结果的价值或一篇论文水平的关键在于立论要有新意，若无新意，则读者不会去读，杂志也不会刊登。创新具体地说是在前人知识的基础上增加新的内容，故在选择一个研究方案或组织一篇文章内容时，都应注意到是否有新意。选题不仅仅是指文章的题目，而且还应该包含研究或文章要具体做或写哪些方面的内容，因此选择有新意的题材，需要经过查阅文献和反复修改后，才能确立研究问题。当然，在选题的时候，可能不是完全创新，仍会有和别人重复的地方，但是要力避完全重复，只要有和别人不同的内容和实质，如理论、方法、观点、结论等也是创新。

二、选题范围不宜过大

选题范围不宜过大，涉及面过大则不易深入，甚至无法研究以至不能取得结果。如《压疮问题的探讨》题目范围就太大，它包括了有关压疮的发生、症状、预防、治疗及各年龄段、各病种患者发生压疮后的不同处理和护理等诸多方面的问题。总之，该题目包含的所有与压疮有关的问题都要讨论，涉及内容太多，无从入手。若把题目改为《昏迷病人压疮发生率与翻身间隔时间关系的探讨》，则研究对象、目的和范围就比较具体和明确。所以，选题时要注意具体和明确，范围不可太大，每一个研究题目最好集中解决1～2个问题。

三、选题要发挥专长

选题最好结合自己的专业，发挥自己的专长。研究者的知识水平和应用知识解决问题的能力和技巧，是完成研究课题的重要条件。选择自己最熟悉的专业范围内的课题，相对来说比较了解此研究问题的现状、进展、理论、观点等，在思维、方法等方面也占有优势，有利于研究工作的开展，比较容易取得成果。

四、选题要注意研究工作完成的条件是否具备

任何研究都会受到时间、经费、人力、技术等多方面条件的限制，所以应考虑研究者本人或本单位是否具有研究工作完成的条件。要选择条件具备和力所能及的课题，不可脱离实际而导致研究工作不可完成。当然，开始时，研究条件可能不能完全具备，也可以在研究过程中不断完善，但是一定要能满足研究工作的需要，不可影响研究过程的顺利进行。

五、注意和医疗接轨

在实际工作中，护理科研工作会遇到很多困难，如护理工作任务繁重、缺乏科研资金、不能及时提供信息、自身科研水平低、研究对象不易获得等，而相对来说，临床医疗方面的科研活动在这些方面的条件就好一些，所以注意和医疗接轨不失为一条进行护理科研的捷径。如科室中开展一项新的手术方法、一种新的药物治疗方案的研究课题，如果研究与之相适应的护理措施，不仅能够避免上述困难，而且能获得医生的支持与合作，这样就比较容易取得成果。

第四节　课题的论证

科学研究有很强的独立思考的特征，如能将群体的智慧集中，将能使此护理研究的质量得到最大限度的保证。护理科研课题论证就是在个人独立思考的基础上，进一步发挥集体智慧的一种体现形式。通过课题论证，护理研究者将本人对所研究问题的认识和想法公之于众后，广泛听取各护理专家的意见和建议，论证本研究设计是否合理，是否可行，从别人那里获得更多启示，扩大思路，弥补不足，纠正偏差，堵塞漏洞，防患于未然。

一、评价选题的标准

一个问题是否有研究价值，能否用科学的方法探讨出结果，都应在进行研究工作之前充

分地考虑。可以从以下两方面进行讨论。

（一）判断选题是否恰当

1. 研究内容和预期结果是否能增加护理新知识，立意有无创新。一个研究主题可以多次出现，也可以选择与他人相似的题材研究，但要有区别，要注意选题的先进性，不断增加新内容、新认识或新方法。

2. 选题是否有实用性和科学性。研究问题的预期结果和目的要能应用到护理实践中，能解决实际护理问题，指导护理实践。选题的内容要符合客观实际，要有实践依据和理论依据，并采用科学方法来解决所提出的护理问题。因此，选题过程要充分掌握有关的信息和文献，根据自身的实践经验和他人的工作成果，结合相关理论反复思考后提出研究问题。

3. 研究问题的发生率是否较高，即提出的问题是否带有普遍性。

4. 研究能否提高或上升为理论。

（二）研究问题是否可行

对于一个研究题目除了判定它是否有研究价值外，同时还应考虑到其是否可行，包括研究工作中的协作关系、仪器设备、时间、经费、人力、物力等各方面条件是否完备，即是否具备完成课题的条件。仪器设备和测量工具是收集研究资料的手段，而足够的时间和经费是进行和完成研究的保证，只有各方面条件基本具备，才能确立研究问题，并使研究工作顺利进行，最终取得较好的效果。

二、论证的一般内容

1. 专题综述　为使参加论证者了解此护理课题的研究目的，应按综述写作的格式将本研究课题的来龙去脉交代清楚，包括历史沿革、近年进展、目前状况及其知识空白点等，不仅要体现对以往护理研究成果的继承和对前人知识的掌握，突出创新之处，而且要便于有针对性地讨论和对课题进行评价。

2. 初步设想　即初步拟定的科研设计方案。专题综述是以某项护理科研的历史发展到现状为主，而初步设想则是解决此项研究的未来问题，为论证的重点。

初步设想中应重点阐明设定方案中各项内容拟定的主要依据、研究工作的进度和经费计算方法等。论证中可以听到各种意见，对提出的质疑要给予解答，如实验中的某一问题如何解决？其依据是什么？通过对一些质疑问题的讨论，使设想更完善。

3. 完善设计　整理护理专家提出的问题，对原设计中存在的问题予以修正、补充、加工，使之更完善。

在论证中，有时研究方案可同时提出几种。课题承担者本人可以通过不同的科研构思和预试验结果，提出数种研究方案，要认真听取护理专家的意见，最后选择其中一种最佳方案。或者是一项较大的研究协作组，总负责人分别指定数人进行研究方案设计，最后通过论证，相互比较确定最佳研究方案。另外，某些招标课题，对不同投标者提出的不同方案进行论证比较，选其优者等。

三、论证的方法

护理同仁评议是科研论证的主要方法，其形式主要有书面评议、会议评议、质疑答辩三种。书面评议由护理科研立论单位，将科研申请书送给同行专家，按同一标准进行评议；会议评议由科研立论单位负责邀请同行专家，以会议座谈的方式进行评议；质疑答辩由科研立题单位，邀请同行专家以答辩会的形式，由课题负责人作开题报告，请同行专家质疑，最后按同一种标准评议。

书面评议简单易行，但是评议意见不易归纳；会议评议意见较为全面，但是受时间和人员的限制，课题负责人不能充分表达自己的构思；质疑答辩的评议效果较好，但是当面对答费时较多，一般用于科研立题的最终筛选。

复习思考题

1. 护理科研选题必须遵循什么原则？
2. 护理科研选题的途径有哪些？
3. 护理科研选题是如何分类的？
4. 护理科研选题的基本程序包括哪几个部分？
5. 护理科研选题应注意哪些问题？
6. 如何进行护理科研课题的论证？

（金　莉）

第五章 护理科研设计

护理科研设计是在某项研究问题确立后，研究者针对研究课题和预期的研究目的制订的总体计划、研究方法、技术路线和实施方案等。主要包括根据研究目的确定收集资料的研究对象、随机分组、观察指标、采用的试验方法和统计学处理方法等，还应包括研究进度、人员分工、费用预算等，先进的研究方法是得到有价值结果的重要途径。护理科研设计是护理科研人员必备的能力，有无严谨的科研设计对是否能获得有价值的科研结果十分重要，同时与科研论文的质量也是密切相关的。

第一节 科研设计的主要内容

一、确定研究对象

总体和样本是任何研究都必须首先确定观察单位，也称个体，它是研究中最基本的单位，可以是一个人、一个家庭、一个样品等。

总体是根据研究目的确定的具有相同性质的个体所构成的全体，确切地说，是具有相同性质的所有个体某种变量值的集合。总体可以分为有限总体和无限总体(设想的或者抽象的)。如研究某护理学校护生的心理健康状况，该学校所有的护生构成的是一个有限总体，即包含的个体数目是有限的。如包含的个体数目是无限的则称为无限总体，如研究糖尿病患者的自我护理能力，组成该总体的个体是所有糖尿病患者，并无时间和空间的限制，因而是无限的。由于临床护理研究中的总体大多是无限总体，所以人们只能从中抽取一部分进行研究，并用研究结果来推断总体。这种从总体中抽取部分个体的过程称为抽样，所抽得的部分就称为样本。在一个样本里可以含有不同的个体数，这个样本所包含的个体数目，称为样本含量或样本大小。

要指出的是，目标总体与可及总体是不同的。目标总体是符合条件的所有个体的集合体，是研究者所要推论的整个的集合体。可及总体是目标总体的一部分，是研究者可以找得到的对象。例如某研究者想研究的目标总体是某省不同学历和职称的护士现状，可它的可及总体可能是该省某市现有的不同学历和职称的护士。在这种情况下，样本从可及总体中获得，样本研究的结果首先适用于可及总体，然后再推广到目标总体。

在研究设计中，还应注意分层与随机化的问题。分层的含义是指一个总体以某种特定的标准将其分为互相不包含的部分。例如某医院所有的患者，可以用性别分为男性患者与女性患者两个层次，也可以年龄分为多个层次，如0～9岁、10～19岁、20～29岁、30～39

岁、40～49 岁、50～59 岁、60 岁以上等。分层是抽样过程中常用的方法，可以提高样本对总体的代表性。

随机化是抽样研究和抽样分配时十分重要的原则。因为一般数理统计所提供的方法是在随机抽样的基础上推演而来的，从研究对象具的总体中抽取样本进行研究时，为了使样本对总体具有较好的代表性，并使其抽样误差的大小可以用统计方法来估计，必须遵守随机化原则，即在抽取样本时，要使总体中每个研究个体有同等的被抽取的机会。同样，把研究对象分配成几组，也必须用随机方法使各个研究对象具有同等的机会被分配到各组中，这样就不至于人为地造成各组间的差异过大。随机化的具体方法有抽签法和随机数字表法等。

二、设对照组

并非每个研究课题都要设立对照组，但大多数研究需要设对照组。设对照组的目的是为了排除与研究无关的各种干扰因素的影响，对照组和试验组在尽可能相同的条件下进行观察，为突出试验主要因素的效应，凡与试验无关的因素，两组应保持基本一致，如性别、年龄、病情程度、病种或指标、方法、仪器等方面的因素。目的在于提高研究的精确度，减少误差，使结果具有可比性和可重复性。

常用的对照方法有自身对照和组间对照等。自身对照是指对照组和试验组的数据来自同一组样本。组间对照是指相比较的两组数据来自两组不同的受试者。例如研究题目“被动运动对下肢骨折上石膏患者拆除石膏后肢体活动的影响”。

三、随机分组

随机分组是指按随机原则进行分组，使每个受试对象都有同等机会被抽取进入试验组和对照组，目的是排除干扰因素，使所有干扰因素能均分到试验组和对照组内，这样可使研究结果不受研究者主观因素和其他方面误差的影响，并使所抽取样本能够代表总体。方法有抽签或摸球法、抛币法、随机数字表和均衡条件下的随机分组等。

四、观察指标

（一）观察指标（观察项目）应注意的问题

观察指标或观察项目是在研究中用来反映或说明研究目的的一种现象标志，也是确定研究数据的观察项目，通过指标所取得的各项资料，从中可归纳出研究结果。如研究一种新的降糖药，血糖就是重要的观察指标之一，因为它能说明药物有无降糖作用，所以测血糖是观察降糖作用的指标。

在选择观察指标或观察项目过程中，应注意指标的客观性、合理性、灵敏性、可行性等。

客观性强调研究应尽量采用客观指标。因客观指标多采用仪器、化验等方法测量数据，如测血糖、血钠、尿钙等，有较好的重现性。而主观指标如疼痛、瘙痒、烦闷等，是通过研究者和受试者自己判断结果，易受主观因素影响，且不易量化。

合理性指所选指标能准确反映研究的内容，且具有特异性。如判断呼吸系统感染，用体温和白细胞计数升高说明有无感染，这些指标属非特异性指标，而采用痰培养、呼吸道症状等作指标，特异性较强，可提高其合理性。

灵敏性是指所选择的指标其灵敏度应能反映出指标真正的效果。

可行性即应考虑所确定的指标能否获得科学数据，这与研究的仪器设备、经费、技术等方面是否充分和有无保证是非常密切相关的。有的情况下虽然课题选得很好，但因所选定的指标达不到条件、不可行而受阻，只能重新考虑修改课题内容或观察项目。选择指标的多少应根据研究目的和内容而定，不能笼统地说指标愈多愈好，而应选择恰当数目的指标来综合分析问题，着重提高论点的说服力。

此外，还应注意观察指标或观察项目的关联性、稳定性、准确性等。

（二）研究指标选择的基本要求

指标的选择主要取决于假设（研究的预期目标）和相关的专业知识，同时也要注意结合统计学的要求。通常每项科研设计都会选择多个指标，很少采用单一指标，目的是使最后获得的资料用于分析和作出判断时更充分、更合理。从广泛阅读有关文献中寻找指标是较好的途径和方法。研究指标选择的基本要求是：

（1）能具有达到预期目的的性能。

（2）要能如实反映研究设计的目的。

（3）能使观察者从中获得准确的结果和科学的判断。

（三）确认变量

变量是指研究工作中所遇到的各种因素，如体重、身高、血压、脉搏等。世界上任何事物和个体不会是绝对相同的，只是差异大小不同，所以差异是普遍存在的，也是生物的特性。变量是可以观察到或测量出来的。研究工作中所遇到的各种因素大部分是一些变量，如体重等，大都是可以观察或测量的因素。在研究中的变量主要可分为自变量、依变量和外变量等。

自变量是指能够影响研究目的的主要因素，自变量不受结果的影响，却可导致结果的产生或影响结果。

依变量（因变量）是指科研目的，它随自变量改变的影响而改变，也可受其他因素的影响。在研究中依变量正是我们想要观察的结果或反应。

外变量（控制变量、干扰变量）是指某些能干扰研究结果的因素，在科研设计中应尽量排除。设立对照组能达到排除外变量的作用。

总的来说，自变量是研究问题的“因”，而依变量是“果”，大多数科研都可事先确认研究变量，再通过研究结果来解释变量间的因果关系。

第二节　科研设计的类型

护理研究方法的分类主要依据研究设计的方法不同而分为不同的类型。

一、实验性研究、类实验性研究和非实验性研究

因护理科研设计的内容不同可分为实验性研究、类实验性研究和非实验性研究。

（一）实验性研究

任何实验性研究的设计必须具备以下三项内容：

1. 干预（操纵）　研究者对研究对象确定有人为的施加因素，研究设计中加有护理（或

试验)的干预部分,即研究者有目的地对研究对象施加某些护理措施。而这些施加因素多是作为研究的自变量来观察,其引起的结果则是研究的依变量。

2. 设对照组(控制) 目的是排除干扰因素、控制外变量(伴随变量)的影响。如"研究吸烟与肺癌发生的关系"对受试者的吸烟史、每日吸烟量、烟的质量、性别、生活习惯(包括饮食习惯、环境状况等)等都应尽量控制。

3. 随机取样和随机分组 目的使试验组和对照组能在均衡条件下进行比较,使样本更具代表性。

实验性研究能准确地解释自变量和依变量之间的因果关系,反映研究的科学性和客观性较高。但实验性研究在护理问题的研究中尚应用不多,应用的普遍性差,由于大多护理问题的研究对象是人,因此有很多研究中的变量无法得到完全控制,如气候、环境、涉及伦理或隐私等问题。

(二) 类实验性研究

类实验性研究与实验性研究方法相似,其区别是设计内容缺少按随机原则分组或没有设对照组,或两个条件都不具备,但设计一定有对研究对象的护理干预内容(操纵)。类实验性研究结果虽对因果关系论述较弱,不如实验性研究可信度高,但类实验性研究结果也能说明一定问题,在护理研究中比较实用。由于在实际对人的研究中,很难进行完全的实验性研究,特别要达到随机分组比较困难,故选择类实验性研究的可行性就较高了。

(三) 非实验性研究

非实验性研究是指研究设计内容对研究对象不施加任何护理干预和处理的研究方法,称非实验性研究。这类研究常在完全自然状态下进行,故较简便易行,适用于对所研究问题了解不多或该研究问题情况较复杂时选用。其研究结果可用来描述和比较各变量的状况,如描述性研究、相关性研究、比较性研究等均属于非实验性研究,其结果虽不能解释因果关系,但却是实验性研究的重要基础。

1. 描述性研究 是目前护理领域应用最多的一种研究方法,其目的是为了观察、记录和描述某研究问题的状况、程度等,以便从中发现规律或探讨相关的影响因素。描述性研究可能事先不设计预期目的,也可不确定自变量和依变量,但是在研究开始前,需要确定观察内容和变量。在护理研究课题中如现状调查,相关因素和影响因素的调查,需求的调查等都属于描述性研究的范畴。

2. 相关性研究 主要是探讨各个变量之间的因果关系,通常对几个观察变量进行比较,回答所观察的变量间是否有关联,为进一步的研究提供研究思路。

3. 比较性研究 是对两种或两种以上不同的事物、现象、行为或人群的异同进行比较,如病例对照研究等。很多实验性研究都是先由非实验性研究做起,提供线索,特别是在护理研究中,非实验性方法是经常被选用的。

以上三类研究方法的设计内容不同,并不能完全说明研究水平的高低,而只有根据题目选用恰当的研究方法,所得研究结果才能真正说明问题和水平。

二、回顾性研究和前瞻性研究

按研究目的进行临床研究的方法可分为回顾性研究和前瞻性研究。

（一）回顾性研究

回顾性研究是运用临床现有的资料如病历进行分析和总结的一种方法。这种研究不需要预先进行设计和随机分组，资料都是从随访调查或查阅病历中得到。其研究结果除了可以总结经验外，还可发现问题或为进一步深入研究提供线索。

描述性研究是回顾性研究中最常用的一种宏观研究方法，它利用现存的临床资料、病例分析报告或临床常规资料等进行描述性研究、现况研究或经验总结等，现存病例进行对照比较性研究也属回顾性研究。回顾性研究的优点是较省时、省钱、省人力，易为医护人员采用，也是进行深入研究的基础。缺点是偏差大，粗糙，常因记录不全而不够准确，使误差增大，且主观因素多。因此只能用作试探性研究，其结果不能得到科学的结论。

（二）前瞻性研究

前瞻性研究也称预期性研究，多采用随机对比方法进行研究，如比较性研究中的定群研究属于前瞻性研究，它是观察已存在差异的两组或两组以上的研究对象，在自然状态下持续若干时间后，两组情况变化的比较研究。前瞻性研究是一种科学的、合理的研究方法。它有严谨的研究设计、设对照组、有可比性，并有明确的研究指标，一般研究人员也是相对固定的。因此，研究结果是可信的，可做出科学的结论。

三、量性研究和质性研究

按研究性质可分为量性研究和质性研究两类。质性研究是从实际观察资料的研究中发现共性问题，属探索性和叙述性研究，并从中可建立新模式、发现新知识和新理论。量性研究是一种计量研究方法，通过观察指标获得数据资料，用科学方法来验证模式或理论。

（一）量性研究（定量研究）

1. 概念　量性研究多先规定收集资料的方法，通过数字资料来研究现象的因果关系。该研究方法认为获得数字的研究可达到测量精确，并能较客观地描述问题和现象，用统计学方法分析资料和设对照组可以避免研究中的偏差。目前医学和护理学的杂志刊登的论文，其采用的方法大多是量性研究。

2. 方法　量性研究在确定课题后要有科研设计和对研究形成假设，并规定收集资料的方法，如常选用的实验法、调查法和历史研究法等。

3. 意义　量性研究在各学科中应用普遍，也是发展学科的一种常选用的研究方法，它具有一定客观性和代表性。量性研究一般只能解释所提出的研究问题变量之间的因果关系，验证理论或进一步发展某理论和模式。

（二）质性研究（定性研究）

1. 概念　质性研究是研究者凭借研究对象的主观资料和研究者进入当事人的处境中参与分析资料，找出人类生活过程中不同层次的共同特性和内涵，用文字描述报告结果。人类是复杂和具有整体性的生命体，又具动态性，质性研究侧重于探讨现象的本质，发现新理论框架或模式。质性研究也可以从另一角度为护理科研提供研究某些特殊群体的需求、问题或现象的方法，进一步提供相应的护理措施。质性研究可以了解和解释一些量性研究所无法解释的问题和现象。

2. 方法　质性研究常采用面对面的个案互动的研究方式，研究者必须深入到研究对象的生活中，并且在保持现实的自然状况下，了解动态现象和各层面的背景，获取研究资料。研究方法常选用：①个案研究；②现象研究；③根基理论研究，研究某些问题或现象中的理论框架；④人种学研究，是研究者本身亲自到实地去收集资料，并且周期性地去收集资料，可以促进对真相的认识等。

质性研究收集资料的方法不是事先规定的，也不只限于一种，常是采用多种方法来了解一种现象，有时为观察某一现象还可以重新选择收集资料的方法。常选用的方法有：①访谈法：研究者直接面对面与研究对象深入交谈，利用受访者自己谈的观点或感觉作为资料，进行分析和描述。需要注意访谈是建立于研究者与研究对象相互信任和尊重，研究对象了解研究目的的基础上的，这样才能获得真实资料。②观察法：研究者通过直接观察研究对象的反应、活动和行为进行描述。③记录行为过程：研究对象自己做详细记录或研究者通过对过程的回忆做出记录，将两种资料结合进行分析。

资料收集后采用归纳方式进行分析，从而发现共性问题。归纳思维能力是研究者进行质性研究所必备的能力，从许多原始资料及抽象现象中找出规律性的东西，可进一步形成或发展成理论框架和模式。

3. 意义　质性研究是一种有系统、有资料依据的具有科学性的研究方法，并能对某些特殊问题和现象进行研究和解释。质性研究与量性研究是两种不同的研究方法，它们可从不同角度对同一护理问题进行动态研究，所得资料都是有价值的，其结果是能相互补充的，所以在护理研究中，质性研究与量性研究是同样重要和应给予同等重视的。

四、其他类型

（一）评价研究

评价研究属应用性研究，目的在于评价和判断如某一护理管理措施、某一政策、某一护理模式开展的成绩和不足，多在护理管理和护理教育方面的研究设计中选用。

（二）历史性研究

通过系统收集和批判性地评价过去的资料，达到验证某一个假设或回答某一问题、陈述发展趋势和现象之间的关系以及了解护理知识的根源和变化等，对护理专业来说，历史性研究也是一种重要的研究方法。缺点是存在某些片面性，如收集到的过去的资料只符合某个观点，或只是研究问题的部分资料，可能反面意见没有保留下来等。

第三节　科研资料的收集、整理与分析

护理科研资料的收集、整理与分析工作在科研与写作中具有重要意义。护理科研与论文写作的成功与否在很大程度上取决于资料的掌握程度及处理水平。

一、科研资料的收集

护理科研资料可分为直接资料和间接资料两大部分。直接资料一般是由研究者利用各种收集方法和技术获得的；间接资料也就是文献资料，通常是查阅获得的。

资料收集工作是科研中一个重要的环节。因为科研结论要从实验或观察到的事实材料

和数据中推论出来，收集资料的真实准确与否，关系到研究结论是否真实、正确和科学，所以应严格按照方案规定的要求和方法进行。

（一）直接资料的收集

直接资料的收集方法很多，常用的有观察法、问卷法和测量法等几种。

1. 观察法　由研究者观察研究对象直接收集取得资料的方法。护理工作内容常需密切观察病人，因此，观察研究是在自然状态或人为控制的环境下，根据已定的研究目的，对个体或研究对象的行为表现和各种现象进行有系统地观察和记录，并以此做出客观的解释。在护理研究中，观察法是一项基本而重要的收集资料的方法，因而经常使用。

2. 调查法　也称问卷法，是护理研究中常选用的方法。通过采访面谈、问卷或填表等方式，使调查研究所获资料直接从研究对象（样本）处得到，可用于各方面的问题，研究结果较观察法准确可靠。

问卷是调查研究中最多用的方法。问卷是收集资料的一种工具，分为由调查员填写的和由被调查者自填的两类。问卷可选用一些公认的量表，或由研究者自行设计问卷，通过研究者用语言及文字向研究对象收集资料。设计问卷应密切结合研究目的，根据与研究问题关系主次不同，分层次排列所需问的内容。

3. 测量法　用测量工具收集资料的方法如测量血压、体温、尿量等数据，用以说明研究问题。测量手段的改进可以提高研究水平，护理研究工作中应力求多采用先进技术和仪器来测量和收集资料，这对提高护理研究水平是有意义的。

（二）文献资料的收集

任何一项科学研究，它的选题、课题设计、研究计划的实施、总结、结果的分析、论文的撰写都是在查阅收集文献的基础上进行的。

1. 文献的阅读

（1）阅读文献的选择：文献的种类繁多，护理科研者在查阅文献时，应根据自己的科研课题和科研水平进行选择。

文献主要指在杂志、学报、论文集、百科全书、教科书、专著及索引杂志等上面发表的文章。从杂志、学报等发表的文章中可获得新的信息，看到有关科研问题的动态和进展。期刊是定期或不定期连续出版的刊物总称。可供选择性阅读的护理中文期刊有：《中华护理杂志》、《护士进修杂志》、《护理学杂志》、《实用护理杂志》、《山西护理杂志》、《解放军护理杂志》及《国外医学护理分册》、《中国医学文摘·护理学》等。教科书是为学生编写的，是具有严格的科学性、系统性和逻辑性的一种参考书。当研究者对一个问题了解甚少时，可先从教科书开始阅读，以得到对某问题的较完整的了解。专著是针对某一专题系统写出的较深入全面叙述的一种著作。专著大都是在作者本人工作基础上写成的，同时往往还吸收了其他学者的资料，提出自己的见解。因此，专著可以帮助读者全面深入地认识研究的问题，对进一步科学研究有很大的指导意义。

另外，为了全面系统地掌握文献，可充分利用检索工具迅速查阅拟要阅读的文献，例如索引、文摘、科技资料目录等。

（2）阅读方法：查阅文献大致可分为粗读和细读两部分。粗读也就是快速阅读，要带着问题快速阅读，查阅与本项护理科研有关的文献，以做到有的放矢。粗读的简要方法是：一看题目，二看摘要，三看研究方法。如果通过这三次筛选，确定该文献所介绍的方法、措施有借鉴应用价值，可行性强，或研究的思路对自己有启迪，最后应仔细阅读全文，即细读。

2. 文献资料的积累　为了把查阅到的文献长期保存，以便需要时查阅、整理，为科研、教学或撰写论文时提供方便，应将有用的资料逐渐积累起来。文献的积累主要靠笔记、编写文献卡片、复印文献保存等方式。无论采用哪种方式，都应记录文献的出处，即记录文献的作者、题目、杂志名称、年、卷(期)、起止页，以便必要时查阅到杂志及原文或撰写论文写参考文献时引用。

3. 文献检索　一项科研活动，从选题、立论、设计、实施到结果分析、论文撰写都离不开查阅文献，因而文献检索贯穿于整个科研过程中。若要做到及时、准确、全面地查到所需的文献，就要掌握文献检索的方法。

(1)文献检索工具：文献检索是通过检索工具(检索系统)来迅速查阅所需文献的。检索工具种类繁多，其类型可因划分标准不同而有所不同，按编著方式划分有以下类型：

目录是以一个完整出版物为单位，外部特征为主，按一定顺序编著的检索工具，是最常用的一种。

索引是记录和指引文献事项或单元知识，按一定程序编排起来的检索工具。

文摘不仅著录所报道的各类文献的外在特征，而且还以简练的形式将主要内容简明扼要地做成摘要，按一定的著录规定和排列方式系统地编排而成。

综述、述评是收集和阅读一定时期内有关某一专题的全部文献，加以分析后写成的概述性、评论性的论文。

快报是题录和文摘之间起补充作用的辅助性检索工具。

(2)文献检索的途径：如何利用检索工具进行文献检索，从什么途径开始检索，是检索工作中关键性的问题。检索工具的检索途径类目很多，其中最常用的有分类途径、主题途径、著者途径三种。

分类途径是按照文献所属的学科类别，根据规定使用的分类体系编排而成的检索途径。其检索标志是分类号。

主题途径是按确定的主题词来检索文献的一种途径。由于这些词选自拟查文献内容的主题，因此统称为主题词。

著者途径是根据文献上署名的著者、译者或编者的姓名或机构团体名称编制的索引来查找文献资料的途径。

(3)文献检索的步骤：为了准确而迅速地获取所需的文献，文献检索一般采取以下五个步骤：分析检索课题，明确检索要求；选择检索工具，确定检索方法；选择检索途径，确定检索标志；查找文献线索；索取原始文献。

有关文献检索的知识、方法等，将在本书下篇“医学文献检索”中介绍。

二、科研资料的整理

通过各种测试、问卷、调查或实验以及查阅文献收集到的科研资料，称为原始资料，也叫第一手资料，是非常重要的。记录必须可靠，不可自行改变并需完整保存。在原始资料整理后才能进一步分析资料的价值和意义。

资料的整理就是利用科学的方法，将调查所得的原始资料按照调查目的进行审核、补充、评价、分类与汇总，从而使原始资料系统化、条理化，能完整地、科学地反映事实。科研资料整理的内容主要包括审核资料、设计分组、拟定整理表或归纳汇总三个步骤。

（一）审核资料

审核是指对需要整理的原始资料进行认真审查与核实的过程，实际上它与资料的收集是同步进行的。其目的在于保证资料的及时性、准确性和完整性。

1. 及时性　是保证资料完整性的先决条件，应着重检查未能在规定期限内完成资料收集任务的原因，提出改进和解决的办法。

2. 完整性　主要是检查原始资料有无遗漏或重复、内容是否齐全。剔除不符合要求的、不完整的调查表。如检查调查表中是否有缺项，即对某些问题未作回答。例如，查对是否在问卷上写了患病的时间，或观察者是否填写了观察日期，填写的资料形式是否合乎规范等。这个步骤有时在调查现场就可以进行。如使用问卷法调查患者的某方面情况，患者填好问卷交给调查者时，调查者即可当时检查问卷中有无缺项、漏项、填写不符合要求处，如有这些情况存在可及时返回给患者修改、补全，以保证问卷的有效性。如果缺的项目是十分重要的，甚至是必不可少的，那么这部分调查表就成了废表，就不能使用了。有时，虽然所缺项目的内容也十分重要，但为了避免因此而剔除问卷过多，可作为单项漏失处理。为了避免缺项的出现，应对填写人做好填写前的解释工作。

3. 准确性　除了对资料的完整性进行审核之外，及时发现原始资料中的错误并作适当的处理也是十分重要的。因此，应该对已经获得的原始资料作必要的检查，以保证资料的准确性。

(1)专业检查：从专业的角度来发现和纠正错误。如在某些调查表中出现可以肯定是不可能的这些情况，如女性患了前列腺癌等明显错误，这些数据应该作废。

(2)统计检查：即按统计学要求，发现和纠正错误。许多数据都有统计学规律，如某些指标的数值必须大于或小于某一指标，某几个指标之和应小于或等于总和等。例如某种疾病各症型的构成之和必须等于100%，如果大于或小于100%，则说明所收集的原始数据存在一定的错误，需要重新核实。

(3)人工检查和计算机检查：传统的方法是对调查表或调查问卷逐份检查，这样做工作量很大，如果要检查的数量很多，难免查得不够仔细。人工地对每一份资料作检查的优点是可以运用人的专业知识和各方面的知识对资料作全面的检查。

随着护理科研的日趋复杂，计算机在数据处理中的应用日益增加。将原始数据录入计算机后，可通过计算机对全部资料进行检错。有时，为了避免数据在录入过程中产生差错，常常采用双机输入法，然后用计算机对两个相同数据集的各条记录或每个变量值逐条进行对比，以减少录入误差。

（二）资料分组

经全面核查无误的资料，首先应根据所要研究的问题，按某些本质特征重新排列，进行分组。其目的就是使资料进一步系统化，将同质者集合在一起，不同质者分开，把组内的共性、组间的差异性或相似性显示出来，从而认识它们之间的矛盾，表明事物的本质与规律。例如在临床护理研究中，也可按病人的性别、年龄、职业、民族、疾病种类等分组。经过分组，使原始数据就更为清晰、条理化，有利于下一步的统计分析。分组在统计方法中占有重要地位，只有在同质的基础上进行分组，才能得出正确的结论。

1. 合理分组的要素

(1)研究目的：如研究目的是比较男女之间某项指标有无差异，应按性别进行分组整理；若研究目的是探讨不同年龄间某指标有无差异，则应按年龄分组整理。

(2)资料性质：通常计量资料按量的大小分组；计数资料按事物属性分组；等级资料则按等级级别分组。

(3)样本含量大小：大样本的类别划分宜细，小样本宜粗。

(4)统计分析方法：如研究术前患者焦虑状况与年龄间的关系，若其统计方法拟采用相关分析，则年龄和焦虑状况可按实测值进行整理；若拟采用列联表检验，焦虑状况可按"不焦虑"、"焦虑"分成两类进行统计。

2. 分组方法　一般有两种。

(1)按标志的不同表现形式分组：可分为类型分组和数量分组。类型分组即将同质的研究对象按其性质、特征或类别进行归类分组，如按性别、职业、民族、婚姻状况、病情的轻重、疾病类别、病因或症型等分组。数量分组是按被研究对象的数量大小来分组，从量的变化分析事物的差别和规律。如按观察对象的年龄大小、工作年限的长短、血压的高低等分组。分组的粗细和组数的多少以能说明资料的规律性为准。为便于资料间的相互比较，还必须注意习惯分组方法，如成人的年龄分组习惯为每 5 岁或 10 岁为一组。

(2)按分组标志的个数分组：可分为简单分组和复合分组。简单分组是只按一个标志分组，如为了检验某种健康教育方法的效果，可以按照接受健康教育患者的年龄、性别、文化程度等单一标志进行分组。简单分组的优点是简单明了、便于分析理解。不足的是仅能从某一方面说明一定的问题。复合分组则是采用两个或两个以上标志结合起来分组。其优点是能够从多方面综合说明问题，可以反映事物间的依存关系。但是，过多的标志结合，可使组数成倍增加而各组中的观察单位相应减少，反而不易揭示事物的本质特征。

3. 分组的程序　分组的一般程序为：

(1)选择分组标志。

(2)选择分组方法。

(3)确定组数：组数亦称组段数。组数的多少取决于研究目的、资料性质和观察单位的多少。对于数量分组，通常以 7～15 个组段为宜。组数过少时易掩盖组内不同观察单位的本质差异，并使计算结果的误差增大；组数过多时则各组的观察单位数相对变少，不易看清研究现象的变化规律，并增加计算负担。

(4)划分组距：组距即各组的上限与下限之差。各组的起点数值称为下限，各组的终点数值称为上限。根据资料的分布类型，组距分为相等与不等两种。相等组距适用于观测值呈正态或近似正态分布的资料，如年龄、脉搏、血压的分组；不等组距适用于观测值呈偏态分布的资料。如按病程或疗程分组时，由于个别病人的病程或疗程较长，用等距分组会出现某些组段数值为零的情况，此时按不等组距分组可有效避免数值为零的组段与相邻组段失去内在联系而得出错误的结论。

(5)确定组限：组限是上、下限的统称。当组数和组距确定后，应取整数值或方便数表明各组的组限，以利于分组。规范的表示方法是采用半开半闭区间(右开左闭区间)的形式，各组段只写明下限值，而不标出上限值，如 0～，10～，20～等。

(三) 拟定整理表

整理表是用于原始资料归组的表格,也是提供分析资料的过渡性表格,它是按一定分组要求设计的,可表达资料的分配情况和内部结构,是初步显示各项目间的联系的一种统计表。整理表设计好后,应将大量的原始数据以对号入座的形式分配到各组中去,分散的资料就集中起来了,此过程称为资料的归纳汇总。它是对数据资料进行简化的一个过程,资料归纳汇总的方法有手工归纳和计算机归纳等。常用的手工归纳方法有划记法和分卡法等。计算机归纳则是利用电子计算机进行数据的整理和汇总。

1. 划记法　就是用画“正”字或“＋＋＋”将原始资料逐个记入整理表中汇总归组。此法简单易行,但需小心细致,一般需两人同时划或划两遍以便核对。划记法一般用于观察单位数量不多、项目较少资料的归纳与汇总。

2. 分卡法　就是将原始记录表或记录卡直接归入各组,经过核对,然后清点每组记录表或卡片的张数,就是该组的观察单位数。如果调查表中调查项目较多时,可先将原始资料按分析项目转抄到“记录卡片”上,然后再用分卡法汇总。此法多用于资料数量较多的归纳汇总。

3. 计算机汇总法　当调查对象或调查项目较多,分析计算复杂时,手工归纳汇总较难以进行,此时可应用计算机来进行归纳汇总。其一般过程是:先将原始资料编码输入计算机,并运用计算机中有关统计软件的若干功能进行资料数据的逻辑检查和计算检查,审核原始资料。然后根据所研究现象的内在特点和统计分析的需要,把相应的分组标志和分组界线输入计算机,计算机即可依靠其识别系统和计算功能把具有相同标志的研究对象归在一起并计数(即归纳汇总),还可绘制出相应的统计整理表和统计图。目前,计算机统计软件SAS、SPSS等的应用已非常广泛。

在资料归纳汇总后,需对结果进行检查,各行合计之和,各列合计之和都应等于总的合计值,各分析表间的有关数据应相吻合。

三、科研资料的统计学分析

(一) 统计学的几个概念

运用统计学知识进行统计分析时,应首先了解几个统计学中的基本概念,以便对所应用的统计方法有更深刻的了解。前面介绍了总体、样本等概念,这里对概率和假设检验做些介绍。

1. 概率　是描述随机事件发生可能性大小的一个度量,也称几率,统计上用符号 P 表示。必然发生事件的概率为 1,不可能发生事件的概率为 0。故 P 值范围在 0～1 之间。$P \leqslant 0.05$ 和 $P \leqslant 0.01$ 常被称为小概率事件,前者表示事件发生的可能性等于或小于 5%,后者表示事件发生的可能性等于或小于 1%,说明某事件发生的可能性很小。统计学中根据概率的原理将 $P \leqslant 0.05$ 和 $P \leqslant 0.01$ 看作是事物差别有统计学意义和高度统计学意义的界限。

2. 假设检验　在实际抽样研究中,当由两组抽样群体所计算得到的某指标的均数发生差异时,要明确这种差异是由于抽样误差所致还是由于两者有本质差异,即是否来自于同一总体,还是来自两个不同的总体,就需要通过假设检验来回答这个问题。因此,假设检验(又称显著性检验)就是应用统计学的原理由样本之间的差别去推断样本所代表的总体之间是否有差别的一个重要推断方法。假设检验有一定的步骤。

(1)建立假设:建立两种假设,一种是"无效假设",另一种是"备择假设",两者是相反的假设。

(2)确定显著性水平:显著性水平(常用 α 表示)是用来判断小概率事件是否发生的标准,是人为规定的。当某事件发生的概率不大于 α 时,则认为该事件为小概率事件,即发生的可能性较小。通常取 α 为 0.05(5%)或 0.01(1%)。

(3)计算统计量:根据资料类型或研究目的,选择适当的公式计算统计量。

(4)确定概率值 P:计算出统计量后查相应的工具表可得出概率 P 与 α 大小的关系。

(5)做出推断结论:如果 P>α,我们认为发生"无效假设"的可能性较大,差别无统计学意义,即认为两者无差别。如果 P<α,则认为发生"备择假设"的可能性较大,拒绝"无效假设",接受"备择假设",差别有统计学意义,可认为两者有差别。

(二) 科研资料的类型

对所收集到的资料进行整理后,首先遇到的一个问题就是需要分辨资料的类型。资料的类型不同,所采用的统计学方法也不同。常见的资料可分为计量资料和计数资料两大类,此外,还有介于二者之间的等级资料。

1. 计量资料　用测量方法获得数据,对各观察单位用定量方法测定某项指标量的大小,这类资料一般有度量衡等单位,如患者体重(kg)、身高(cm)等。

2. 计数资料　将全体观察单位,按照某种性质或特征分组,再分别清点各组中观察单位的个数,这样得到的数据资料,就是计数资料。计数资料没有度量衡单位,且均为整数。如临床上出院与未出院的例数、满意与不满意的人数等。

3. 等级资料　又称半定量资料,是介于计量资料和计数资料之间的一种资料。将全体观察单位按照某种性质的不同程度分成若干组,再分别清点各组中观察单位的个数,这样得到的数据资料就称为等级资料。如患者对护理工作的满意度,按非常满意、一般、不满意三个等级进行分类,清点各等级中的人数;治疗效果用治愈、好转、稳定、恶化四个等级,获得各组的观察单位数来进行统计分析,这些即属于等级资料。

根据统计分析的需要,计量资料、计数资料和等级资料可以相互转化。如年龄(岁)是一个计量资料,若按年岁大小分为成年人与非成年人,就转化成了计数资料;若再分为婴儿、幼儿、儿童、少年、青年、壮年和老年,就转化成了等级资料。将性别的男、女分别以 0、1 表示,则计数资料就变成了计量资料(统计学中称之为指示变量或伪变量)。

(三) 常用的统计学分析方法

统计分析可分为两大类,即统计描述和统计推断。统计描述是指用统计指标、统计表、统计图等方法,对资料的数量特征及其分布规律进行测定和描述,不涉及由样本推论总体问题。统计推断是指如何由样本信息推断总体特征问题。在对所获取的资料进行统计分析时,一定要先明确资料的类型,然后根据资料的类型和研究目的选用相应的统计学方法。对不同类型资料所使用的统计学分析方法及其具体公式和运算请参照有关《卫生统计学》方面的书籍。

(四) 统计表和统计图

统计表和统计图在护理研究论文中应用很普遍。一个编制合理的统计表或统计图可以替代冗长的文字叙述，不仅便于阅读，而且利于数据的分析比较。

1. 统计表　统计表就是以表格的形式，表达被研究对象的特征、内部构成及研究项目分组之间的数量关系。统计表由文字、数字和线条等组成，表上边的文字为标题，表内的文字是标目，又有纵标目、横标目之分，横、纵标目相交叉的右下方，占表的绝大部分是数字，表的线条以三条横线为主，即顶线、底线及表头与表身的分界线。若有表头分层线，则最多分两层，表内不要竖线(表5-1)。

表5-1　乳腺癌的疗效比较

治疗组别	治疗例数	治疗效果	
		良好	死亡
手术组	54	42	12
手术加放疗组	38	34	4

在绘制过程中也有一定要求，总的原则是以最少的篇幅，显示出最多的信息。因此绘制统计表要重点突出，简单明了，每一表格说明一个中心问题为宜；还要层次清楚，表内项目排列合理，便于阅读和分析比较。

2. 统计图　统计图是用图形将统计资料形象化，利用线条高低、面积大小来代表数量，通俗易懂，比统计表更便于理解与比较。因此统计图应用也很广，但从统计图中不能获得确切数字，所以不能完全代替统计表，必要时可与统计表一起列出。

绘制统计图的基本要求是图形要符合资料性质和分析目的，图号和图题应写在图的下方，图题应扼要地说明图的内容。统计图的种类很多，常用的主要有：

(1)圆图：圆图是以一个圆面积为100%，用圆内各扇形面积所占的百分比来表示各部分所占的构成比例(图5-1)。用于计数资料以构成比的形式出现，而且组数又不太多的情况。

(2)条图：用等宽直条表示相互独立的指标，直条长短表示指标的大小(图5-2)。在绘制条图时，各直条宽度应相等，各条之间的间隙也应相等，间隙的宽度与直条的宽度相等或为直条宽度的1/2。

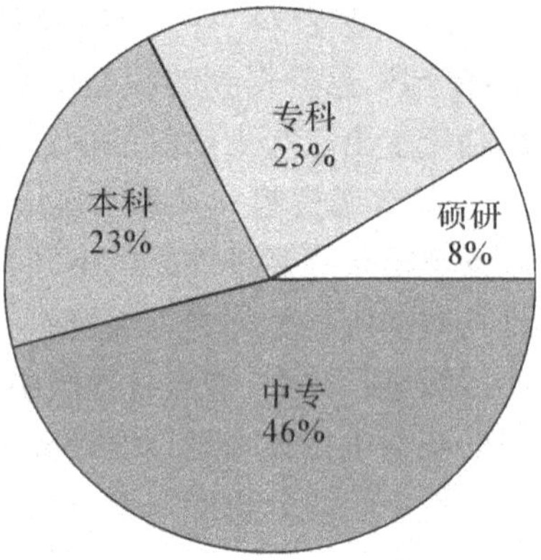

图5-1　某医院执业护士学历构成

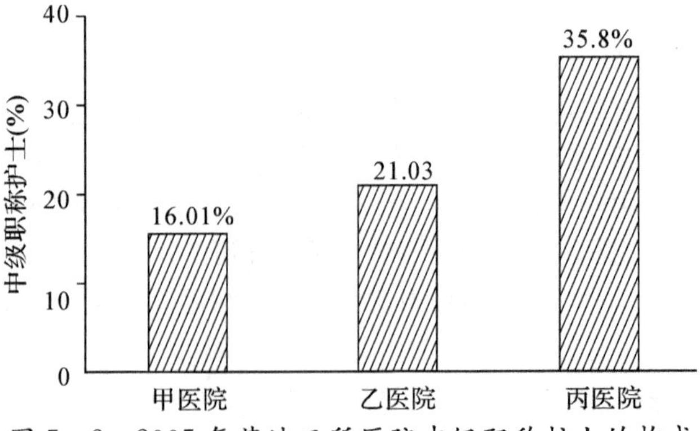

图5-2　2005年某地三所医院中级职称护士的构成

(3)线图:以线段的上升或下降来表示事物在时间上的发展变化或一种现象随另一种现象变迁的情况,适用于连续性资料(图 5－3)。在绘制线图时,相邻的点用直线连接,不要用平滑的曲线连接。直线不能任意外延。同一图内不宜有太多的曲线,如有几条线做对比,则应用不同的线型来区别,并用不同图例来说明。

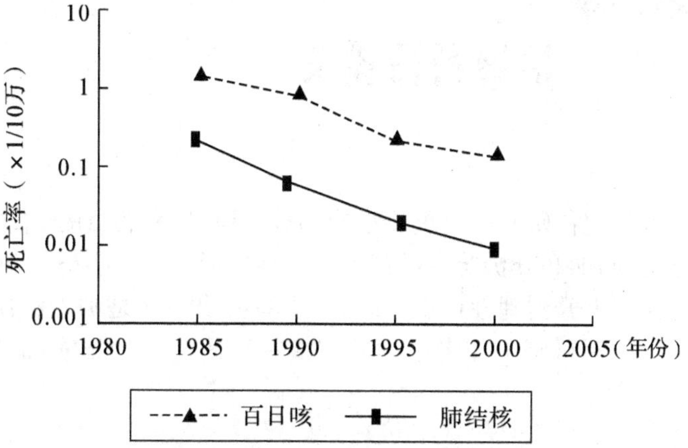

图 5－3　1985—2000 年某地百日咳与肺结核死亡率(×1/10 万)

其他还有直方图、散点图等等,根据资料整理和分析工作的需要,可选择和绘制恰当的图形。

复习思考题

1. 护理科研设计的主要内容有哪几个方面?
2. 在研究设计中应如何选择样本?
3. 选择研究指标的基本要求是什么?
4. 科研设计的类型有哪些?
5. 直接资料与文献资料如何收集?
6. 科研资料整理的步骤包括哪些?如何进行资料的审核?
7. 试设计两组研究数据,分别用统计表与统计图表示出来。

(樊康玉)

第六章 护理科研论文

护理科研论文是护理科研的一个重要组成部分，是将研究的目的、采用的方法与获得的结果进行科学的整理、归纳和分析等一系列思维劳动后形成的文字记录和总结，从而对所研究的课题能从感性认识上升到理性认识。因此，撰写科研论文是护理科研全过程中最后的和不可缺少的环节。护理科研工作者必须掌握撰写科研论文的技能和按规范写作论文的知识。

第一节 撰写护理科研论文的要求

一、护理科研论文的类别

护理科研论文种类多样，可依据研究方法与论文体裁进行分类。

（一）按研究方法分类

1. 实验研究型　此类论文主要是利用科学的实验方法，获取客观数据，经整理、分析、加工后写成。临床与护理实践上常选择动物模拟人体的情况进行动物实验，人工地给予处理因素并观察实验效应。这类论文是护理科研的重要研究形式，需要有关部门的大力支持和群体的共同劳动才能完成，具有重要的临床意义和学术价值。

2. 临床观察型　是通过临床护理观察，分析一定数量的病例，取得临床观察数据，经整理、分析及加工完成的论文。如新的诊断治疗技术的护理配合，某种药物的应用观察等。

3. 调查报告型　是以调查方法取得数据，经整理、分析及加工写成的论文。其特征是对于研究对象不采取人工控制的方法，而是随机取样，从而获得客观真实的数据，并得出科学的结论。

4. 理论探讨型　是在总结护理实践经验及研究护理文献资料的基础上撰写的研究论文，涉及护理事业发展、护理人才培养、护理体制改革及护理管理方法等许多重要领域。

5. 经验介绍型　以总结临床护理经验、体会为主，通过经验介绍达到交流经验、提高护理水平的目的。

6. 文献加工型　是将已发表的文献资料经过整理与综合，写成护理综述、评论、讲座、文摘，或翻译国外资料撰写护理译文。这类论文对拓宽护理人员知识领域，传递护理科技信息等具有重要价值和意义。

（二）按论文体裁分类

1. 论著　是总结护理基础、临床及理论研究等方面的成果而撰写的学术论文。此类论文是各种学术期刊的核心部分，也是护理科研论文的标准形式，一般所说的护理学论文即指论著类论文。

2. 报道　是对护理工作中罕见或特殊的病例、新的护理方法或护理器具改革的成果等具体事实加以报道。临床观察型、经验介绍型及个案护理论文都属于此类。

3. 综述　护理综述是关于护理学某一领域或工作的发展状况的综合性评述。其范围包括基础护理、专科护理、新业务、新技术、护理教育和护理管理等，内容可分为理论（如心理护理理论、护理管理模式、整体护理理论等）、实验（如动物实验、人体实验、社会性实验等）及临床（临床护理经验、体会或教训、新发现等）三个部分，具有全面、深入、新颖的特点，可以反映护理学某一方面最新、最前沿的工作，为从事相关研究的人员提供一个清晰的背景材料和研究方向。有时对以往有所了解的现象加以概括总结，上升为理论，使原先的模糊认识得以澄清。

4. 讲座　护理讲座是向读者系统介绍某一专题研究领域的基本知识和先进技术的文稿，较一般教科书内容要深入和新颖，比一般护理学论文内容要丰富和具体。

5. 评论　护理评论是开展护理科研和学术交流不可缺少的文体，包括述评、书评、编者按及编辑部文章等，其目的是对当前某一专题或领域的研究工作或学术成果，作全面、深入的分析和评论，明确方向，总结经验，对开展具体科研工作起到指导作用。

6. 对话　护理对话也称护理查房，是以对话的形式进行临床护理病例讨论。这种讨论多以诊断、治疗、护理上都较为疑难的病例为讨论对象，从病例的实际资料出发，通过讨论和复习，提出解决疑难的具体措施。

7. 译文　即将外国语言的护理学论文译成汉语或将汉语护理论文译成外国语言的护理论文。翻译作品是一个再创造的过程，既是护理学术交流的一种特殊形式，也是了解世界护理动态，促进护理科研和护理事业发展的重要途径。

8. 其他　护理文摘是护理学术交流文章的一种体裁，是一种整理资料性的科研工作，特点是科技文章的高度浓缩，信息含量大，能帮助读者了解原文的基本内容，有中文文摘和译文文摘两种。

会议纪要是介绍护理学术会议情况及取得的成果的一种体裁，可使更多的读者了解会议情况，会议上的开幕词、闭幕词、重要讲话、会议总结、护理标准等会议文件，也常作为学术文章发表或交流。

护理科普文章是护理工作者向广大群众普及自我保健、防病治病和护理知识及方法的文稿，既有科学性，又有文学性，以通俗、普及、大众化和实用性为主要特点，使读者在获得有关科学知识的同时，又得到一次文学的享受，是以增进人民健康为目的的。其常见文章形式有说明文和小品文两种。

另外，按研究内容，还可将护理科研论文分为基础护理、专科护理、个案护理、药械护理、中医护理、心理护理、整体护理、护理管理、护理教育、社会护理论文等。

二、学习护理科研论文写作的方法

护理科研论文写作是一种实践性和综合性很强的技能，学习护理科研论文写作的方法应该是在学习其基础理论和基本知识的基础上，以认真、求实的态度，以写作实践为主，进行写作及与写作相关的技能训练。归纳起来，应做到多写、多读，多思和多干。

1. 多写　这是提高写作技能最直接、最根本的途径。第一，要抓住一切练笔的机会，无论写读书笔记、实验报告、文摘卡片，还是写护理病历、诊断书等，都应严格要求、认真对待。第二，要敢于写，不要怕写不好而不敢动笔。第三，要多改，经验证明，好文章是改出来的，修改不仅是字句的润色，更重要的是看内容是否正确与完善、资料和数据是否确切与可靠、结构安排是否严密与恰当等，必要时还要听取同行的意见和请专家审校等。

2. 多读　这是提高写作技能的有效方法。首先，要多读医学文献，既要多读与自己专业相关的书刊，不断积累和更新专业知识，拓宽专业面，完善知识结构（这是进行护理科研论文写作的重要基础）；也要多读医学与护理科研论文作品的范文，多研究范文的写作格式、构思技巧、内容结构和表达方法等，以资借鉴。其次，要多读马克思主义、毛泽东思想的著作，自觉运用马克思主义科学的方法论指导自己的护理实践与护理科研论文写作实践；另外还要多读一些文学及其他人文科学著作，开阔视野，活跃思路，提高选词炼句和说理表意的技巧。

3. 多思　护理科研论文写作是一种复杂的脑力劳动，其作品是创造性思维的结晶，从选题确立、主题提炼、布局谋篇，到材料收集、整理、分析和加工，无一不需要充分的思考。只有通过反复思考，才能把实践中的感性认识上升到理性认识，才能总结出规律性的东西，做到有所创见。

4. 多干　没有护理实践，就不可能获得护理学的真知灼见，护理科研论文写作就会成为无源之水、无本之木。因此，要想写出高质量的护理科研论文，就必须亲自参加护理实践和科研，不断积累经验和第一手资料，坚持在干中学习护理科研论文的写作，在护理科研论文的写作中增强对护理实践的思考及指导，为护理科研论文写作打下坚实的物质基础及可靠的保证。

三、护理科研论文写作的步骤

一般情况下，护理科研论文的写作过程包括收集资料、构思、拟定提纲、写作和修订几个基本步骤。

（一）收集资料

一般通过分析研究课题和选择检索工具，确定检索途径和选择检索方法，根据文献检索查找原始文献来进行（具体方法可参阅本书第五章有关内容）。

（二）构思

在收集了充分证据和查阅了有关文献信息，并掌握了实验或实践结果的基础上进行构思。其主要任务是确定写作目的和范围，确定论文的中心思想（论点或论题）、用何理由阐述（论据）及如何安排这些理由（论证）等，即对论点、论据、论证和论文的立意、布局进行的反复推敲与仔细琢磨，从而在脑海中勾画出论文的一个轮廓。

（三）拟定提纲

完成构思后，可在整页纸上写上关键的词、短语和句子，把主要论点作为标题，并在有关标题下注明论证的细节，再给标题编好次序。拟定提纲有助于论文的科学性、逻辑性和条理性，有助于突出主题，使论文结构紧凑，写作时胸有成竹。

（四）写作

写作是最关键的步骤，必须按规定的格式和要求撰写护理科研论文，同时也应具备相应的写作能力。否则，再好的素材、资料与研究成果，也难以真正得到反映，从而极大地影响其学术价值。

（五）修定

论文初稿完成后，应尽可能请同行、专家提出意见或审阅、校改，以求尽可能的科学与完善，并根据有关的建议和意见，结合自身经验和认识，再次查阅相关资料，对论文进行修改，最后定稿，递交或寄送有关部门、杂志社、学术会议等，一经入选或发表，即得到了社会的承认。

四、护理科研论文写作中应注意的问题

（一）突出护理特色，防止偏离护理学科

护理科研论文要以护理学科为中心，体现护理专业，突出护理内容，防止过多地讲述治疗、药物方法等，而缺乏护理人员对患者实施的护理程序、护理措施以及整体护理对患者身心康复的护理评价等，要讲述清楚护理工作与促进患者健康恢复的关系。要站在护理工作的角度，在观察、了解、研究的基础上，依据平时积累的与工作实践有关的丰富资料，紧扣护理的主题去撰写护理科研论文，使论文的主题有鲜明的护理特色。

（二）讲究实用性

论文介绍的新问题、新方法等，要紧密结合护理实践与临床实际，做到有的放矢。对论文中所提问题的具体操作方法、实践体会与效果要详细说明，使读者读后既能理解且能学会，要防止不切实际或故弄玄虚，使论文失去实用价值而得不到读者的共鸣。

（三）保持先进性

所谓先进性，就是在常人、常规的基础上有所创新、有所发现。如果撰写的论文没有自己独到的见解和方法，只是简单重复前人或别人，对众所周知的内容进行老生常谈，其先进性就会受到较大影响。因此，应对论题进行查新检索咨询及阅读有关书刊、进行临床论证等，以获得丰富的信息资料，为论文具有先进性做好基础准备。

（四）重视科学性

在论文撰写中，要有做好护理科研工作的责任感，坚持从护理科学发展规律出发，根据自身的水平和能力，有选择地收集资料与组织内容，科学地论述护理新观点，使论文既有翔实可靠的材料，又有理论分析与实验或实践证明。要力求从工作实践中总结出行之有效、科学性强的护理新观点。

第二节　护理科研论文的基本格式和书写方法

护理科研论文的格式与要求和一般科研论文的格式与要求是一致的。我国 1987 年国家标准局发布了《科学技术报告、学位论文和学术论文的编写格式》(GB7713 - 87)，自 1988 年 1 月 1 日起正式实施，这是我们撰写科研论文的规范要求。

护理科研论文的一般格式包括前置和主体两部分。前置部分有文题(题名、标题、题目)、作者署名和单位、摘要(提要、概要)、关键词、英文摘要;主体部分有引言(导言、前言等)、正文、结论、致谢、参考文献。不同类别的论文其格式有所变异,尤其正文的格式没有统一的规定,但实际上有约定俗成的正文格式,依材料来源的途径和方式不同而有所变异。因此,撰写论文时多读相关和类似的论文范文,多看近期的专业期刊、杂志,对提高写作能力、技巧及掌握写作方法与格式有较大促进作用。下面按论文的一般格式,将护理科研论文的写作要求简要作一介绍。

(一) 文题

文题是论文中心内容的高度概括,居全文之首,是题录、索引等二次文献的重要素材。因此,文题必须写得具体、简洁、鲜明,要用最少的字数概括全文的性质和内容。一般要求尽量将文题的字数控制在20个汉字以内。通常情况下,尽量少用副标题。对于内容过于庞大的论文,最好分成若干个小题,分别撰写论文。

(二) 作者署名和单位

论文作者署名是对工作负责的体现,作者要对论文的内容负全部责任。除要求署真实姓名之外,还应标明作者工作单位的名称、地点及邮政编码。论文的署名不宜过多,只有直接参加全部或主要工作并作出主要贡献,能对论文的观点、方法、结果作出负责解释的人,才能按其所负责任及贡献大小排列署名。对一般性给予支持或帮助的人,可以放在致谢栏。

(三) 摘要

摘要是对论文内容不加以注解和评论的高度概括和精确、简短的陈述,是论文基本内容的缩影。一般应概括说明研究的目的、方法、结果(包括数据)和最终结论,重点在于说明研究结果和结论,或说明主要论点以及理论价值和实用价值。

摘要的字数尽可能控制在200字以内,一般不超过300字,通常不分段。但要注意不能过于简略,使人读后不知所云。要求写得简明扼要、具体鲜明,使读者能用较少的时间,确切地了解论文的主要内容和结果,同时也便于二次文献采用及计算机的贮存。

(四) 关键词

关键词是表达论文要素特征且具有实质意义的词汇,是一种使用相当广泛的检索语言,可用于手工或计算机检索。其作用主要是便于读者了解论文的中心内容、二次文献的编制及论文进入电脑检索系统。

关键词应尽量采用规范化的检索语言——医学主题词(可查阅有关工具书)来进行标引,并尽量遵循有关规范和要求;如找不到合适的主题词标引时,可选用适当的自由语言,此时应尽量采用规范的专业术语,或从权威的专业词典、专著中选择用词,或选用专业中流行的约定俗成的词语,一般选用3～8个关键词较为适宜。

(五) 引言

引言是论文的开头部分,是运用最简洁的文字(一般200～400字)对所研究的课题的背景与动向、目的、范围、设想、方法、预期结果和意义等进行说明,对论文进行引导性介绍。

引言的撰写要言简意赅,不要与摘要雷同,一般教科书中已经介绍过的知识不必在引言中赘述。还应注意,撰写引言应开门见山涉及主题,不要直接引用别人论文的原话(必须引用其论点时，只能以自己的话作概略说明并在句末标注参考文献编码)，要提出或引出本论文所研究或讨论的问题。

（六）正文

正文是论文的主体，占论文绝大部分篇幅，体现论文的学术水平和价值。正文一般包括材料与方法、结果、讨论与分析三个部分。

1. 材料与方法　这一部分主要说明资料的来源与方法学上的问题，以便别人能据此重复此项研究，便于引用或进行验证。在撰写时要防止交代不清或过分详细，要掌握在不影响对论文的理解和同行进行重复试验的前提下尽量简要的原则。

对实验性研究论文，此部分应包括实验对象及选择标准等具体情况，实验对象的数量、分组原则及各级的处理情况，实验器材的来源及标准，实验方法(包括研究方案和技术路线，实验指标设置的理论依据、操作方法、判断方法和标准等)。对临床疗效观察研究论文，此部分常为"临床资料"、"调查对象和方法"、"治疗方法"、"手术步骤"等代替，主要介绍病例选择的标准、病例一般资料(年龄、性别、病情、临床分型等)、病例数及分组、治疗方法、观察项目、疗效标准的划分原则和评价方法等。

2. 结果　这一部分是指实验或调查观察所获得的资料和发现，是论文的关键内容，必须十分可靠。"结果"应是准确、完整地提供经过审核后用统计学处理过的实验观察数据和资料，而非原始资料的堆砌或原始数据的和盘托出。应对原始数据进行核对、整理，使之系统化、条理化，并正确地运用统计学方法对原始数据进行处理，恰当地解释统计结果。为此，常需设计必要的表格和图解。对列入文中的图表及照片应更准确、更直观、更科学地表达最必要的实验或研究结果，扬弃不必要的部分，即所选图表应少而精。

这一部分的撰写因材料、对象、方法等不同而不同，一般不作硬性规定。通常实验结果多半用数据显示，不能用数据表示的现象则作客观描述。一般能用文字表达的尽量少用图表，更不可图、表、文字互相重复。

3. 讨论与分析　这一部分是正文的核心部分，主要是对"结果"进行分析，把研究结果加以总结，找出客观规律，探讨其机理，使之从感性认识提高到理性认识。

如何展开讨论，并无统一格式和规定。原则上，应以实验观察结果为基础，结合以往文献、成果，紧密围绕研究的目的或假设，运用逻辑思维的方法进行分析、综合、归纳、判断和推理，简明扼要、有的放矢地展开。讨论的内容可包括：与当前国内外有关研究进行比较，论述本研究与之异同点及其原因以及有何新发现；对本研究结果的意义、价值及应用作出估价，说明本研究所具有的水平；对本研究材料、方法及结果的正确性、合理性进行分析，对不同结果作补充说明或解释，对可能的原因、机理提出见解；对本研究遇到而又未能解决的问题提出解决的途径和设想；提出本研究存在的缺陷和应吸取的教训，并提出进一步开展研究的建议或设想；若研究结果能导出准确、完整、可被公认的结论，则应对本研究的结论作明确、精炼的叙述。

在撰写"讨论与分析"时，不宜重复结果的数据和资料，引言中谈过的内容也不宜重复。引用文献应有针对性，一般只摘其观点和结论，并在句末右上角标注参考文献编码，与文末"参考文献"相对应。

（七）结论

结论是论文最终的总结，它主要是概括反映论文所解决的问题和取得的创见，是以对

"结果"的讨论、分析为基础，与研究目的相互响应的画龙点睛之笔。如果研究的结果和讨论不能导出最终的结论，也可不写结论。有的论文不把结论单列为一项，而是放在讨论的末尾，这样也是可以的。

结论的撰写应紧扣主题，依据研究结果，准确、鲜明地进行表述。措辞应严谨，逻辑应严密。

(八) 致谢

致谢是作者向在研究过程中给予帮助、指导、支持和提出建议、提供方便的单位和个人表示尊重和感谢。致谢并非每篇论文所必备，之所以发展为论文的一个组成部分，是由于现代科学研究越来越需要来自多方位、多侧面的协作。

致谢要求实事求是、恰如其分，讲究科学道德和自尊、自爱。

(九) 参考文献

参考文献是论文的重要组成部分。列出参考文献的目的在于引证资料、观点、方法的来源，并表示对原作者的尊重，同时也便于读者查核。这既是科学性的体现，也是科学道德的体现。

列出的参考文献应是作者本人读过的近期重要文献，切不可从他人文献中转引文献；所列的参考文献应与论文内容密切相关，并且是正式发表的论文或正式出版的书籍，非正式发表的内部资料一般不作文献引用；引用文献要少而精，一般不超过10～15篇；所列参考文献的写法符合规范或规定的要求。

参考文献的写法是在文中引用处的句末右上角注上外加小方括号的阿拉伯数字顺号(参考文献编码)，然后在文末按序号相应列出参考文献。不同的刊物对参考文献的书写格式有自己的规定(具体要求见各刊稿约)，投稿时应遵照执行。目前大多数刊物已采用温哥华(Vancouver)式的国际统一书写法，具体格式可参阅有关期刊或有关范文。

(十) 英文摘要

英文摘要是为了与国际交流而设。联合国教科文组织规定，全世界公开发表的科技论文，不论文种如何，都必须附有精简的英文摘要。

英文摘要可与中文摘要一致，也可不完全一致，字数一般不超过250个实词。摘要的内容包括：题名，把论文汉语题名准确地译成英语；作者，统一用汉语拼音拼写作者姓名、单位及地址，作者所在单位的正式英译名称及单位所在城市名的汉语拼音；摘要，注意忠实原文，并符合英语科技写作的文法；关键词，要采用人们广泛使用且收入医学主题词表(MeSH)的词，不能按汉语的习惯"直译"成英语。

第三节　几种常见护理科研论文的写作

一、专科护理论文

专科护理技术的迅速发展，使专科护理内容不断拓宽，水平不断提高，在实践上、理论上有着广泛的内容要探索。专科护理论文是对专科护理中的某一问题进行研究、探索和经验总结的学术论文，对提高专科护理水平和质量有着促进作用，其内容可包括专科护理的理论研究、临床经验总结、新疗法和新技术应用中的护理方法和护理问题探讨、专科护理方法的改进和技术更新等。

（一）写作要求

1. 选题要新颖、适度、短平快　专科护理论文选题要注意立题有特色和新意；要根据自身的实际能力为限适度选题，选题过小有时会因内容所限而影响学术价值，选题过大则目标过宽而易致失败；在短平快方面即指在研究或论文写作方面注意那些具体适用、周期短、投资少、见效快的课题，这方面的选题一方面比较容易实现，另一方面易被读者所接受。

2. 强调专科护理特色　专科护理论文应写出专科护理中的有关问题，具有专科特色。在选题及写作中均要从专科的角度出发，不跑题、不偏题。在内容上要有一定的深度，把问题分析透彻、交代明白，既有理论高度，又有实践依据。

3. 要有较强的创新性　论文内容要富有创新，避免重复别人的内容和观点。创新具体表现在护理方法、技术、认识和观点上的突破，包括传统方法和观点的更新、补充、修订以及新的技术、仪器、方案的创新。

（二）写作形式与结构

1. 基础研究　这里主要指专科护理科研课题方面的前瞻性研究所形成的论文。在写作方面应先交代研究的目的、国内外现状、研究对象、研究材料、研究方法、研究结果、最后结论。其要求是科学性强、结果可靠、论据充足、可信度高。

2. 回顾性经验总结　一般指在专科护理中就某一问题将一个时期的资料汇总、分析、讨论和总结其中的特点和经验。一般分为前言、临床资料、护理方法或观察方法、护理结论、讨论等几部分。在写作方面要注意选题适当和具体，围绕专科护理中的某一问题做深入细致的分析探讨或经验总结。

3. 综述、讲座　专科护理的综述、讲座的撰写，要从近年来有进展的方面去选题，为读者提供新的信息。在写作方面要注意理论、观点、技术方面的新进展；要综合各学派的观点，但对一种观点尽量不要引用太多文献反复论述；引用的文献应是有影响性期刊的；参考文献不宜过多（一般不超过 15 个）等。

4. 教训总结　这方面的论文可从教训的整体方面去写，也可以个案的形式写，这要从临床资料的多少去考虑。在总结教训时，要将错误导致的结果交代清楚，要把导致错误的原因深入分析清楚，尤其是对不易引起人们注意的问题要作认真描述，以深刻揭示教训的实质，引起读者高度重视。

二、护理新技术、新方法介绍

在护理工作中应用过去没有开展的一种护理技术和护理方法，均应视为护理新技术、新方法的内容。这既包括已经在部分单位开展，并被实践所论证有推广价值的成熟的护理技术和方法，也包括在护理工作中对原有的护理技术和方法进行的改革和创新。内容包括先进护理仪器的应用（主要指护理先进技术开展的临床经验总结）、护理器械的改进、护理新方法的应用（如在护理过程中对原有的护理操作技术改进的探讨或研究）等。

（一）写作要求

1. 概念清楚，注意地区性、时间性及价值　撰写新技术与新方法方面内容的论文，首先一定要搞清楚新技术的概念及介绍的方法是否符合新技术的内容。要从护理的整体注意新技术的应用，并考虑其地区性和时间性，在本地区、本单位刚开始应用属于新技术的开展，但不等于在其他地区、单位是新的技术项目。另外，还要注意新技术应用的实用价值、推广价值及效应价值，要从应用效果、经费等情况全面考虑。

2. 把握好不同类型介绍的撰写角度　如新技术的应用总结是对引进的先进护理技术或仪器临床应用的体会，包括成功的经验、失败的教训、应用中注意的问题、不良反应等。对护理器械、用具的研制，侧重论述该项技术的设计目的、设计原理、设计方法、设计要求及使用价值；对于器械、用具的革新，应以革新的原因、目的、依据及改进后的价值进行构思。对护理操作技术的改进，应以改进的意义、方法、具体步骤、改进前后的对比等方面进行探讨。

（二）写作形式与结构

1. 综述　对新技术进行综合论述，这主要指先进的护理仪器应用。当新的护理仪器应用于临床但还没有全面普及时，作为进展或动态综合有关文献资料，对该仪器的设计原理、性能、作用、临床应用状况进行全面的综合论述，给护理人员提供有关信息及护理工作在某一方面的发展动态，以增加新的知识，促进新技术的普及应用。

2. 临床护理经验总结　撰写对于已经成熟的护理新技术应用于临床的经验总结论文，一般结构为方法介绍、临床资料和讨论三大部分。应侧重于护理新技术应用的方法，结合自己的护理应用情况和结果进行分析、探讨。

3. 新器械的研制、改革介绍　主要结构为技术原理、技术方法、操作步骤、临床应用（例数、适应证、对比观察、注意事项等）、结果、讨论。在撰写时应对新技术的操作步骤、适应证、注意事项、副反应作详细的介绍，避免他人在应用中出现意外现象；对其原理也应交代清楚，为临床推广提供参考依据。

三、护理管理论文

护理管理论文所涉及到的主要内容包括：从护理行政管理角度，探讨全面护理管理活动的规律，总结全国、全省、全市范围的护理管理经验，从而对整个护理工作起导向和示范作用；对护理管理理论及方法的研究和探讨，针对护理工作特点，找出其规律性，使护理系统人力、物力、设备等都能得到最优运转，以提高护理质量；从医院护理部角度，总结本院护理管理实践中的经验；各种不同工作岗位的管理者，总结各自不同的领导艺术和管理技巧；现代护理管理方法的介绍；各种特殊护理单元如手术室、供应室、门诊部等部门管理者的特殊管理经验；对当前护理管理工作中存在的问题的讨论和建议等。

撰写护理管理论文，从论文的选题到内容都应体现现代化与科学化的特点。首先，作者提出的各个论点或经验都必须有理有据、观点鲜明和论证充分，尤其是对护理管理工作有导向和示范作用的论文，更要注意所提论点的准确性和可靠性，必须符合当前卫生工作的方针政策。其次，作者必须掌握国内外护理管理工作的现状与发展趋势，注意前沿动态，了解有关信息，使论文内容不落后于形势，并通过实践总结出新的管理经验和方法，给读者耳目一新的感觉。第三，在介绍自己成功的经验时，应将实施的要领和细则写清楚，使读者一目了然，易于仿效学习。介绍一种新的管理模式和方法，首先应交代作者单位的有关情况和条件要求，以便读者理解并取得共识。第四，每一种新的管理措施和方法，作者在介绍了具体运作过程以后，应有执行的起止时间和收效，最好能有反馈信息。单纯提出某种设想的论文是没有实用价值的，作者尚未实践过的“设想”缺乏可信度，不宜作为选题。只有经过实践的经验才能总结出优点并发现存在的问题，且作者在论文中要实事求是，不能只谈优点避开问题。

四、护理调查报告

护理调查报告专指护理科学研究中用的调查报告，是记录、描述某个课题的调查材料和分析结果的文献。这类调查报告的写法是根据调查研究的程序来安排材料的。写作时首先要将调查所获得的材料科学地进行选择和介绍，然后对调查的材料进行很好的分析研究，从中提出有独到见解的观点。其正文可采用前言、对象与方法、结果、讨论这种四段式的写法。

前言部分的写作要求是简明扼要，紧扣题目。写作时注意以下几点：开门见山地提出问题以使读者明确研究目的；说明选择此课题进行调查研究的科学依据，此时可适当地引用文献；说明此调查研究课题的价值和意义，尤其是对当前护理活动的指导意义；结束时应扣题，并通过过渡句使上下文衔接。

对象与方法部分要如实介绍如何选择调查对象和采用什么样的调查方法。调查对象要根据调查的目的来确定，既要达到调查目的所提出的要求，又要尽量节省人力、物力。为此，要介绍调查对象的明确的科学意义，要有清楚的界限，以免遗漏或错误地扩大了调查对象。在抽样调查的课题设计中，要注意介绍两个问题：坚持随机抽样的原则和样本数量要适当。除调查对象外，还要介绍确定搜集原始资料的方法（即调查方法）、调查项目及制定的调查表和所选的指标。

结果是论文的核心部分，“讨论”就是根据结果而展开的。这一部分的材料既要层次清楚，又要重点突出，以使读者从中看到调查的主要结果，对客观评价论文起重要作用。写作时应注意：将前面所调查项目的结果列出，但不必将所有资料全部列出而使读者看不到重点，选择材料的主要原则是围绕主题，有新的发现时应放在醒目的位置上；对调研所得到的大量资料，要认真分析、研究并挖掘出其价值，找出规律；用统计学方法处理调研的数据，使立论有据；图与表都是描述结果的重要形式，配合文字使用，可简洁明了地展示调查结果，使用时要遵循有关的基本原则。

讨论是作者对调查的结果进行理论分析的部分，也是论文中的重要内容。其构思的基础是“结果”的内容，可采取叙议结合的方法写作。具体要求是：对调研的主要结果进行理论上的解释，并说明所得结果的意义；注意用数据证明问题和提出有创新的观点，防止脱离调查结果突发议论；应明确调查存在的局限性或不足，以使读者能客观地看待调研材料。

另外，也有作者在正文后常加写小结或结束语，但要注意不要有过多的重复，要高度概括全文内容和紧扣主题。在正文之后，还应介绍在调查过程中所引用的参考文献。

五、护理文献综述

护理文献综述的特点是篇幅较长、引文较多、内容丰富和写作精悍。对该类文稿的要求主要有：选题要新、文献要新，作者应考虑文稿所介绍的内容要尽量适合国内在这方面已开展的工作或将要开展的工作需要，要尽可能地收集到国内外最新文献资料向读者介绍；层次要清、说理要明，文稿中材料的布局往往是根据某一研究的进展或动态来安排的，作者可根据时间的推移或不同的观点来安排材料，对新观点要注意将理由说清、材料与观点要统一、尤其要注意逻辑性；校对者要严格把关，不得有误；文稿中引用参考文献中的观点和材料出处，均应按顺序以角码标示，并于文后逐条按规定格式列出；翻译国外的文献时，注意名词应规范化，必要时注明原文以便核对。

护理文献综述的结构一般为题名、作者及工作单位、引言、主体、结语和参考文献六个部分。题名应直截了当地表明主题，高度概括综述的主要内容，使读者能顾名思义、一目了然。文献综述一般只由作者本人独立完成，如有合作者也只在三名以内。引言要求简要地介绍综述的目的、意义、有关问题的历史背景和现状、主要问题的争论焦点等，以引导读者阅读正文。主体部分是综述主要内容的叙述部分，应由浅入深、广泛而又系统地对问题的提出和分析及各家对问题的解答进行叙述，并比较各家不同学说及论据，结合作者本人意见适当进行评论，一般可从历史背景、现实状况和发展方向三个方面着手撰写，撰写时应注意：一般应根据主题和内容列出若干个小标题，分成几个问题分别论述；应将有关该综述主题所有的重要学术观点(包括不同的观点和见解)一一加以论述；可插进必要的图和表，所谓"必要的"是指文字难以说清的东西可用图或表表示；一般只引用主要研究结果和结论性观点，不详细列举具体细节(如研究材料、方法、过程等)，但应注意有些重要的资料还是需要加以说明的(如介绍药物疗效时要说明研究对象是动物还是人)，另外引用的材料要可靠并注意质量。结语是对主体部分的简单概括，与引言相互呼应，也是作者结论性意见的表达，如果主体部分已有明确的结论性表述，则不需在文末撰写结语。参考文献是综述的依据和重要组成部分，是读者深入了解或探讨问题的情报源，故应将所引用的参考文献全部列出，未公开发表的文献(如个人通信、内部资料、会议论文汇编等)一般不列入参考文献，所引用的文献必须经过综述作用直接阅读，不得转引，对所列参考文献要逐项核对以防差错。

六、个案护理论文

个案护理论文通常是针对临床实践中某个或某几个具有特殊意义的病例的个性现象进行研究和讨论，以探索疾病在医护工作中的个性特征和共性规律。此类论文一般篇幅较小，形式较简单，也不展开深入的讨论，但在医学文献中仍具有较高的地位与价值。

可作为个案护理论文的内容有：少见或罕见病的护理，包括教科书与学术著作、期刊上未曾记载过的疾病或某种非罕见病的罕见并发症，抑或是具有特殊的发病过程的病例，也可是罕见的生理性异常的病例；少见的误诊、误治病例的护理；少见的药物不良反应病例的护理；危重病例的监护；应用新技术、新疗法病例的护理；采用特殊治疗手段病例的护理；新病原体引起的疾病或非新病原体但致病部位特殊的病例护理；实施新的护理模式或护理措施取得突出成绩的病例等。

个案护理论文写作相对来讲比较容易，其关键在于选题新颖、个性突出、资料齐全。写作方式不拘一格，可分几部分加标题写，也可不分段、不加标题写。应突出重点，短小精悍，字数多控制在1 000～1 500字(最长不宜超过2 000字)。因篇幅所限，往往采用压缩式写法，即：一段式，只有病例介绍的临床资料；二段式，由病例介绍和讨论两部分组成；三段式，由前言、病例介绍和讨论三部分组成。为便于学习写作，现仍分几部分介绍其写作要求如下：

前言的内容应包括撰写此个案护理论文的目的和意义，引用文献证明该案例作为未曾报道或特殊护理病例的依据。病例介绍或临床资料部分是个案护理论文的重要内容，应包括患者一般情况、病史、诊治和护理过程及其效果、其他相关资料的描述，在篇幅较小的个案护理论文中，也有把个案护理方案放在此部分一并描述的。护理方案是个案护理论文最具特色的部分，应详细介绍护理方法、措施及整体方案的构思特点，以区别于其他临床个案论文。讨论与结语部分，对定义该论文报告为罕见病例提出有力的论据，加以深入讨论（重点讨论有何特色及与有关文献不同之处），可以引用文献资料进行分析，但应注意不要泛泛而论；总结该病例护理成功或失败的经验和教训，以及可以给人们留下的启迪是什么。

复习思考题

1. 护理科研论文写作基本步骤有哪些？
2. 护理科研论文的格式与要求是什么？
3. 护理科研论文写作中应注意什么问题？
4. 试根据能查阅到的文献资料，写一篇护理方面的小综述。

（樊康玉）

第七章 护理科研管理

护理科研管理是指运用管理学的理论和方法对护理学的科学技术研究活动进行计划、组织、实施、控制，以实现预期的目标。科学研究是保证并不断提高医疗护理质量和培养人才的一项重要手段。要实现护理工作现代化，必须就医院各专科护理业务技术以及医院护理管理学进行研究，这样才能促使医院护理工作质量不断提高。因此，护理科研的管理就更显重要，应该有目的、有组织、有计划地进行。

第一节 人才的管理

一、人才的培养

护理学能否跟上社会前进的步伐，关键是人才队伍的素质和结构。医学教育是终生教育，无论具有哪一级技术职称的护理人员，都需接受继续教育，医院领导应组织并支持护理人员的学习。科研与临床密切结合是培养专业技术力量的重要途径，而专业队伍反过来又促进了科研和护理的发展。

二、人才的集体组合

一个群体要取得科研工作的高效率、科研成果的高水平，就必须把各个成员所具有的知识组合成为较合理的、优化的知识结构。其中包括：

1. 学科结构　需要门类齐全的各学科（护理、医疗、生理、生化、工程技术等）人才的相互配合。

2. 职能结构　指从事不同性质工作人员所构成的比例。

3. 能级结构　指不同知识水平和能力水平的科技人员的构成比例。

4. 年龄结构　指老、中、青科技人员的构成比例。

第二节 科研课题（项目）的管理

一、概念

课题是为了解决一个相对单一并且独立的科学技术问题而确定的科研题目，其特点是目标比较明确，内容相对独立，目的单一，规模较小，周期较短。

项目是指在既定的资源和要求约束下，由若干研究课题组成的、为实现某种综合性较强的科技问题的科研目标而确立的相互联系的研究任务。其具有特定的委托人、目标明确、周期较长和研究规模较大等特点。

科研项目与科研课题之间的主要区别在目标的范围（综合性目标与单一性目标）、研究规模（较大与较小）和研究周期（较长与较短）等方面。而两者在投资、技术难度、复杂程度以及人员结构等方面区别较小。

项目周期是指从第一笔资助经费到位日期至项目结题报告上报日期止。一般分为项目启动期、项目规划期、项目执行期和项目结束期。科研课题原则上以课题周期为成本计算期，周期长的可以年度或阶段为计算期。课题周期一般以技术合同的规定为准。

二、科研基金的资助种类

我国科研体制实行科研基金招标签约合同制，其科研基金有以下几类。

（一）国家自然科学基金

国家自然科学基金是国家资助基础研究的重要渠道之一，资助自然科学基础研究和应用基础研究，主要包括以下几种：

1. 面上项目　面上项目支持科技工作者在国家自然科学基金资助范围内自由选题，开展创新性的科学研究。要求充分了解国内外科技发展现状与动态，瞄准科技发展前沿或结合国家战略需求，认真构思，确定立论依据充分、创新性强的研究方向、研究内容和研究方案，开展具有重要科学意义或重要应用前景的基础或部分应用研究，鼓励开展前瞻性和勇于创新的探索性研究，通过研究得到新的发现或取得重要进展。

面上项目是国家自然科学基金的一个最主要的资助类型，申请者可按基础研究的特点进行选题、探讨和创新，其包括自由申请项目、青年科学基金项目、地区科学基金项目。申请者可自由选题，但是在申请资格上有所不同，其具体申请条件见《国家自然科学基金面上项目管理办法》。面上项目使用统一格式的申请书和撰写提纲，申请书由信息简表（规范格式）及报告正文（自由格式）两部分构成。

2. 重大项目　国家自然科学基金重大项目主要针对我国一些重大科学技术中的发展问题，根据国家经济、社会、科技发展的需要，重点选择具有战略意义的关键问题，组织学科交叉研究和多学科综合研究，进一步提升源头创新能力。

重大项目的组织以国家基础研究发展纲要和中长期规划为指导，注意与国家重点研究发展规划项目等其他国家科技计划的协调与衔接，重视发挥国家科学中心、国家工程中心、重大科学工程、国家重点实验室等重要研究基地的作用。重大项目研究期限为4～5年。国家自然科学基金委员会鼓励高等学校、科研院所、产业部门的联合研究，并积极争取与有关部委、地方政府、企业联合资助重大项目。

3. 重点项目　国家自然科学基金重点项目是1999年起增设的资助类型，主要针对我国学科发展中的关键问题，资助学科发展前沿和学科新的生长点方面的研究。重点项目要体现有限目标、有限规模和重点突出的原则，重视学科交叉与渗透，有效利用国家和部门现有重要科学研究基地的条件，充分发挥中青年学术带头人的作用，积极开展实质性的国际合作与交流。遴选项目坚持“有限目标、重点突出、规模适度、队伍精干”的原则，要求项目近期可取得重要成果或进展，特别是对学科发展有重要推动作用的关键科学问题和科学前沿的研究及对经济和社会可持续发展有重要应用前景和意义或能够充分发挥我国资源或自然条件特色的基础研究。

4. 专项基金　专项基金包括高技术、新概念、新构思探索课题基金，国家杰出青年科学基金项目和资助留学人员短期回国工作讲学专项基金。

5. 申报注意事项　包括：提出的申请项目一定要有实质性的源头创新思想或思路，选题研究内容应避免因为沿袭自己熟悉的内容而使立意偏于保守、缺乏新意；提出解决的科学问题要明确、深入，防止提出的研究内容“大”而“空”，以应用为目标的基础研究内容的应用背景要论述清楚；学科交叉项目不应仅是表面上的和形式上的，申请者应对相关的研究领域做深入的了解和研究，提出实质性的交叉学科研究内容；要以严谨的学风和实事求是的态度撰写申请书，避免申请书的内容“想当然”和夸大的情况出现，坚决反对弄虚作假。

（二）省、部级项目

1. 卫生部资助科研项目　包括卫生部科研基金项目、卫生部优秀青年科技人才专项科研基金项目和国家中医药管理局科研基金项目。

2. 教育部项目　包括教育部优秀青年教师资助计划、教育部骨干教师基金和教育部重点科研项目。

3. 省自然科学基金项目　主要是资助本省有优势的基础研究或有重要应用前景的应用基础研究项目，资助期限一般为 3 年。

此外，各省卫生厅、教育厅还设有各类科研项目。

三、科研基金的申请

（一）申请书

申请书在中标前是课题申请书，一旦中标就是计划合同书，是具有法律效应的正式合同文件。其作用有：向有关主管部门陈述申请研究理由和需求事项，以此获得评审通过并取得支持；作为开展研究过程中的每个阶段的布置和完成的任务书；在开展研究项目过程中作为有关部门指导检查、督促和鉴定工作的基本依据之一。

根据科研基金项目招标部门的不同，其申请书的填写格式和内容有所不同。一般填写内容如下：

1. 封面　包括项目名称、申请者、所在单位、邮政编码、通讯地址、电话、传真、申请日期以及右上角框内的项目类别。

2. 简表　包括研究项目（含项目名称、类别、申报学科、申请金额、起止年月、所用实验室）、申请者（第一研究人员的姓名、专业技术职务、所在单位）、项目组（除申请者外的主要研究成员情况、参加单位数）、研究内容和意义（写出摘要和主题词）。

3. 立论依据　包括项目研究的意义、国内外研究现状分析、主要参考文献等三部分。

4. 研究方案　包括确定研究目标、研究内容和拟解决的关键问题；拟定采取的研究方法、技术路线、实验方案及可行性分析；阐明本项目的创新之处；明确预期的年度研究计划和研究进展；预期研究成果。

5. 研究基础　包括申请者与本项目有关的研究工作积累和已取得的研究工作成绩；已具备的研究条件，尚缺少的研究条件和拟解决的途径（包括利用国家重点实验室和部门开放实验室的计划与落实情况)；申请者和项目组主要成员的学历和研究工作简历、近期已发表与本项目有关的主要论著目录、获得学术奖励情况及在本项目中承担的任务。

6. 经费预算　包括申请解决的经费总数及详细开支预算以及分年度拨款计划。

7. 申请者正在承担的其他研究项目　需写明申请者正在承担的国家计划研究任务和各部委、省市级的科研项目情况，要求说明申请者是负责或参加以及与本申请项目的关系。

8. 申请者承担(负责或参加)国家自然科学基金的项目情况　需说明申请者负责的前一个项目完成情况、后续研究进展，以及与本次申请项目的关系。

9. 申请者承诺　包括保证上述填报内容的真实性；获得资助后执行项目规定以及保证按时间、按计划完成研究工作。

10. 推荐意见　申请者不具备高级专业技术职务时，须有2名具备高级专业技术职务的同行专家推荐。推荐者应认真负责介绍申请人及其项目组成员的业务基础、研究能力、科研态度和研究条件等。项目组成员不具备推荐人资格。

11. 申请者所在单位及合作单位的审查与保证　包括申请者所在单位学术委员会对项目的意义、特色、创新之处和申请者的研究水平的审查意见；合作单位的审查意见和保证；申请者所在单位领导的审查意见与保证。

(二) 申报程序

申报程序包括填写申请书、审查和上报、修改和立项。

(三) 申请失败原因

申请失败原因主要有创新性不够、填写不规范、背景材料不清楚、设计不严密、重点不突出等。

四、科研课题的组织领导

护理科学技术研究必须建立完善的科研管理组织结构，一般由护理科研学术委员会和课题组两级构成。

(一) 护理科研学术委员会

护理科研学术委员会负责护理科研管理的论证、评估、预测、监督和指导工作，主要任务是拟定和评议护理科研工作发展规划和年度计划；论证评审科研课题的科学性、先进性、实用性和可行性；鉴定科研成果；指导学术活动。

(二) 课题组

课题组实行课题主持人负责制，承担科研课题的研究和管理工作。其职责是：

1. 实施科研项目的计划管理，制定规章制度，根据课题任务专项分工，明确各成员责任，并提出工作质量要求。
2. 组织课题研究。
3. 进行经费预算和分配。
4. 定期上报课题研究进度与计划实施情况。
5. 资料整理归档，总结上报研究结果材料。
6. 对课题组进行工作小结，并提出奖惩。

五、科研课题的管理程序

科研课题的管理应遵循科学研究的基本过程来进行。课题的管理由立题申报、研究实施、总结评审三部分组成，其管理程序及内容叙述如下：

（一）立题申报管理

科研课题立题申报管理包括预初试验、调查研究、确立研究课题、起草研究计划、交基层单位（教研室等）初审、进行开题报告、通过专家论证、整理论证材料、组织申报、确定课题、签订课题研究合同。

（二）研究实施阶段

研究实施阶段包括为课题组积极提供服务、指导实践过程、深入了解研究方案的执行情况、发现问题及时纠正偏差、阶段小结、定期上报研究进度，课题结束后，认真整理原始资料，准备鉴定。

（三）总结评审管理

总结评审管理包括进行课题总结、撰写研究论文、召开课题成果鉴定会、申报科研成果奖励。

- 科研课题管理
  - 立题申报阶段
    - 预试、调研、选择课题
    - 起草报告、基层初审——
      - 教研室审查
      - 部系审查
    - 开题报告、专家论证——（上级）审查
    - 整理材料、组织申报
    - 确定课题、签订合同
  - 研究实施阶段
    - 指导实施、提供服务
    - 发现问题、纠正偏差
    - 阶段小结、定期汇报
    - 完成课题、准备鉴定——
      - 整理科技档案
      - 复核资料
      - 预审会
  - 总结评审阶段
    - 总结课题、撰写论文
    - 召开鉴定会
    - 评价成果、申报奖励

第三节　科研计划的管理

科研计划的管理，是根据社会需要和科学技术发展趋势选定科研发展的目标和任务，制定有效、合理利用资源的行动方案并组织实施，以实现预期效益的动态过程。其基本任务是出成果、出人才和出效益，为社会主义经济建设服务。

一、科研计划的分级管理

现代科研管理体制是分层次的有机系统，依据能级管理的原则和任务来源、课题的重要程度，各级科研管理机构应有不同的管理范围和职责，形成对科研计划的分级管理。

（一）国家计划

各科研单位以各种形式承担国家科研任务，由国家部委下达任务或组织招标，直接进行评审、拨款与定期检查。

（二）地区科研计划

由各地区有关部门下达指定任务、委托或招标、拨款、检查和验收。

（三）军队科研计划

全军医学科学技术研究规划、协作攻关计划和招标、合同、基金课题，由总后卫生部组织制订和管理。各军兵种、军区和总后医科院校也分别制定各自的医学科学规划、计划和有关基金等。

二、常用的管理方法

科研计划的管理中经常交替或同时应用行政指定、学术论证、经济调节和法律制约四种手段。常用的具体方法有：

（一）科研合同制

科研合同制主要指为保证完成指定性任务而实行的新型契约管理办法，一般适用于开发研究近期能取得实用价值的重大应用研究项目。科研合同包括委托研究合同和合作研究合同。上级下达指令性任务一般采用委托研究合同方式，合同双方分别为委托方和研究方。订立合同应遵守自愿平等、等价有偿和诚实可信的原则。

（二）科研招标制

科研招标制是适用于重大应用研究和开发研究的面向全国或全军的管理方法，实行计划指导、公开招标、提倡竞争、鼓励协作、同行评议、择优支持的原则。

1. 招标　科技领导部门根据规划发布招标指南，划定招标范围，明确目标。
2. 投标　科研单位根据招标指南的规定，填写标书，申报课题。
3. 评标　组织同行专家评审，一般要求投标负责人限时报告并答辩，然后由专家评审，重点评议先进性、科学性、实用性和可行性。
4. 定标　科技领导部门根据招标指南规定和评审小组意见进行审查，作出决定。

（三）科学基金制

科学基金制是适用于基础研究和应用基础研究的面向全国或全军的资助性管理方法。它实行自由申请、平等竞争、同行评议、择优支持、学术决策的原则。科学基金的实施一般是由科学基金会发布项目指南，规定资助的研究方向和领域，不提具体目标。其评审要依靠科学家，课题的指标不取决于科技领导机关，而是取决于同行专家对其学术价值和创新思路的评价。

为加强基础研究和部分应用研究工作，国务院成立了国家自然科学基金会，其资助强度不同，基金来源主要靠国家财政拨款。总后勤部为资助基础研究和近期尚不能取得实用价值的应用研究课题，设立了后勤科学研究基金和全军医学科学研究基金。

第四节 科研经费的管理

科研经费是科研部门在开展科研活动过程中所消耗的物化劳动和活劳动的货币表现，是发展科学技术的基本条件之一。科研经费管理是指科研单位在经费使用过程中一切管理工作的总称。经费管理既是经济管理的重要内容，又是科研管理的重要组成部分。特别是现代医学科学技术研究工作的规模越来越大，参与的单位越来越多，科技投资的增长速度越来越快，因此，遵循科学技术的发展规律和经济发展的规律，加强对科研经费的有效管理，以最少的消耗取得最大的经济效益和社会效益，显得更为重要。

一、科研经费的主要来源

科研经费的主要来源有：①上级拨款；②拨款外经费来源，主要有国家科委基金、国家经委基金、国家教委基金、国家自然科学基金、国家开放试验室基金、国家卫生部等部门基金、省市自然科学基金等专项基金、国际基金部门的有关基金等；③承担外单位委托研究的科研基金；④科技成果转让费；⑤银行贷款；⑥资助的科研经费。

二、科研经费的使用原则

（一）政策性原则

政策性原则是管好用好科研经费首先应遵循的原则。具体说，就是从课题计划制订经费预算开始到课题结束时的经费结算的整个研究过程，都必须严格执行国家、军队和地方的财政法规。对于任何不符合财务政策规定的行为，都应坚决制止，以保证科学研究的财务活动正常进行。

（二）计划性原则

科研工作中的任何资金活动，都必须先计划后开支，以保证合理使用经费、减少造成经济损失的机会，使科研工作顺利进行。

（三）节约性原则

在科研活动中，要最大限度地节省人力、物力和财力。对仪器设备购置及其他消耗性开支，要严格审核；对设备要经常检修保养，严格遵守操作规程；定期清点库存物资，充分利用，减少自然损耗、防止损坏丢失。

（四）监督性原则

科研经费应列专项财务管理，专款专用。财务部门和科技管理部门应制定必要的检查、监督制度，定期检查课题进展和经费使用情况。

三、建立课题核算制度

科研课题核算，是科研部门应用价值规律进行实际经济核算的重要内容，是明确经济管理责任制，树立科研人员经济观点，促使科研经费精打细算，合理使用，节约支出的重要措施。

（一）课题经费的预算

科研课题经费的预算包括整个课题所需投资的总预算和分年度预算、各种仪器设备费、实验材料费、临床观察费、随访费等。

（二）课题经费的决算

课题经费的决算主要检查在执行科研计划过程中，科研经费的使用是否遵循批准的预算开支，课题组应根据课题收支账目逐项计算，然后填写经费决算报表。

（三）建立课题收支本，专款专用

经过批准的课题核算经费，是控制课题经费开支的基本款项，为了发挥课题组的积极作用，按课题分别建立账目，才能使课题组随时掌握科研经费使用情况，做到心中有数，以便精打细算，节约开支。

第五节　科研成果的管理

科研成果是科技工作者共同辛勤劳动的结晶，是国家的宝贵财产，必须严格地进行管理。对科研成果的管理包括评议、鉴定、应用、推广、考核、评价、成果奖励等。

一、医药卫生科研成果的范围

医药卫生科研成果的范围包括：①阐明生命现象、生存环境、疾病发生发展规律及其内在联系，在学术上具有新见解，并对科学技术发展有指导意义的科学理论成果；②具有新颖性、先进性和实用价值的应用技术成果；③推动决策科学化和管理现代化，对促进卫生现代化建设和国家医药卫生工作发展起重大作用的软科学成果。

二、科研成果鉴定

科研成果鉴定应根据成果的不同类型，分别采用专家评议、检测鉴定、验收鉴定等形式组织鉴定，各种鉴定形式具有同等效力。

（一）专家评议

专家评议分为专家函审和会议鉴定两种形式。

1. 专家函审　由组织鉴定单位确定函聘同行专家7～9人，将该项成果的有关技术函件送所聘专家，请专家在一定时期内反馈评审意见。

2. 会议鉴定　由组织鉴定单位聘请同行专家7～13人，组成鉴定委员会，确认其中一位专家为主任或组长，由鉴定委员会对按规定提供的技术文件进行评审，并作出结论。

（二）检测鉴定

检测鉴定是指在法定的国家和军队的专业技术检测、计量机构，按照国家和军用标准、行业标准或有关技术指标对科技成果进行检验、测试和评价，并做出结论与证明。

（三）验收鉴定

验收鉴定是指由验收单位按照任务计划书（合同书）所规定的验收标准和方法进行测

试、评价，并作出结论。

三、科研成果奖励

科研成果的奖励，是对科研活动、研究人员的科研能力的社会承认，是科研管理工作的一项重要任务。护理管理人员要加强成果意识，鼓励护理人员敢想敢干敢创新，协助科研人员搞好申请科技奖励的各项工作。

我国的科技成果奖励目前主要有：国家自然科学奖、国家发明奖、国家科技进步奖、军队科技进步奖、国家卫生部和省市科技进步奖。

四、科研成果的推广应用

科研成果不是科学研究的最终目的，科技成果必须推广应用，使其尽快转化为生产力（战斗力），取得相应的社会和经济效益。

科研成果的推广与应用，一是指努力将本单位的成果推向护理、医疗等一线，二是指引进、消化、吸收国内外已有的新成果，特别是注意要把高新技术成果引进护理工作和科研。

目前，科研成果主要通过学术报告、刊物发表、出版专著、举办学习班、现场示教，或者采用有偿转让、产品展销、试生产、扩大试用等方法推广应用。

第六节　科研档案的管理

科研档案是科技档案的一个组成部分，是指在科学研究活动中形成的，具有归档保存价值的文字资料、计算资料、实验数据、图纸、图表、影像资料、样品以及合同、证书、协议、批件等有关资料。

科研档案是科研活动的历史记录，是科学技术的一种储备形式，因而必须实行集中统一的管理。科研档案的管理包括科研文件的形成、积累、整理、归档及归档后的修改、补充和校对等项。

复习思考题

1. 护理科研管理包括哪几个方面的内容？
2. 科研课题的管理程序及内容是什么？
3. 如何进行科研成果管理？

（金　莉）

下　篇

医学文献检索

第八章 科技文献检索概述

科学技术的发展，具有连续性和继承性的特点。它的每一项发明创造，都需要依靠经验、材料和理论的不断积累。任何一个科技工作者，都有赖于在前人已取得成就的基础上进行新的探索。在开始研究一项课题之前，必须掌握这个课题是如何提出来的，前人在这方面做了哪些工作，如何做的，谁在做，在什么地方做什么事情，还存在什么问题，以及相邻学科的发展对研究课题有什么影响等等，也就是说必须掌握这个科学领域的行情，因为你说清了行情，你的这项科研价值自然显示出来。要达到这个目的，必须通过检索等手段来完成。

科技文献检索或情报检索可定义为：为便于以后查找而对情报加工整理和存贮，并从已存贮的情报库中查找所需的文献信息。情报检索包括情报存贮和文献检索两个方面。可见，检索的全过程，包括存贮和检索。利用检索工具书进行检索实践，由于检索工具书本身就是存贮工作的成果，这项工作已经由文献索引的编辑人员完成。对于读者来说检索工作的实际内容，就是利用检索语言通过一定的检索工具来查找你所需要的文献或数据的过程。

检索工作的方式，大致有两种，即手工检索和机械检索。手工检索的工具是目录、题录、文摘、索引等刊物；手工检索的操作是手翻、眼看、脑整、笔记的有机配合；检索方法是存贮方法的逆过程，视存贮规律而定；检索成功的关键，在于建立一个正确的检索策略，即制定实现最佳检索效果的检索方案，其具体内容是：选择适当的工具(文摘刊物)，选择适当的途径(索引种类)，选择适当的标示(类号或主题词)，选择适当的时段(起止年代)。恰当地做好制定检索策略的工作，需要对检索工具书和学科特点有深入了解。机械检索，即电子计算机检索，将在第十章中介绍。

第一节　现代科技文献的特点

文献是记录有知识的一切载体。科技文献则是记录有关自然科学基础理论与应用技术知识的载体。当今世界，科学技术不断发展，发明创造层出不穷。世界范围每年发表的原始论文性科技文献达 200 万篇，其中生物医学文献占整个科技文献总数的 25%，已成为世界科技文献的重要组成部分。与以往相比，医学文献随着社会和科学技术的发展，呈现出以下特点。

一、数量大

医学文献增长十分迅速，数量庞大，占据各学科之首。据有关资料统计，目前整个生物医学期刊已超过 21 000 种，约占全世界 14 万种期刊的 1/7。

二、类型杂

按信息载体分，文献类型有下列 4 种，即：书本型（印刷型）、机读型（计算机贮存的磁盘等）、缩微型（缩微胶卷、缩微胶片、缩微卡片等）、视听型（录像带、录音带、唱片、科技电影、幻灯片等）。

三、文种多

全世界出版的文献文种正在不断地增加。目前，出版文献所使用的文种多达 70 余种，不过，用英、俄、法、德、中、日和西班牙等 7 种语言发表的文献占 90%左右，其中英文刊物占 55%～65%。美国《医学索引》收录 41 种语言文字发表的文献；美国《化学文摘》收录的文献达 56 种。

四、内容重复率高

当今发表的科技文献中，内容重复日趋严重。究其原因有：①同一内容的文献可以以不同形式、不同文字在不同范围内多次发表（一稿多投）；②同一项目重复研究，致使研究论文重复发表；③重要课题与热门项目的研究论文既出单行本，又登期刊等。

五、文献分散

现代科学技术的飞速发展，使学科相互交叉，相互渗透，学科分支愈来愈细，不断形成新的学科专业，致使刊登在专业期刊上的科技文献日趋分散。据估计，各专业文献中，仅 1/3 是刊登在专业学术期刊上，登载在该专业边缘学科的文献亦占 1/3，还有 1/3 分散在其他综合性刊物上。

六、半衰期短

现代科学技术的飞速发展，导致知识信息的陈旧率加快，文献的出版更趋落后于科学技术发展的步伐，有些文献还未出版或刚刚出版就已被新的知识更替，新理论、新知识、新技术、新方法、新工艺、新材料等不断出现，使科技文献随之被自然淘汰。科技文献的半衰期已从 19 世纪 50 年左右缩短为目前的 5～10 年。而某些新技术、新工艺文献的更替速度更快。

七、传播快

由于情报信息载体的磁性化、机读化，特别是计算机和通讯卫星用于图书情报，以及多媒体和互联网的广泛应用，使文献情报信息的传递与交流越来越便利。邮电、通讯、交通与激光排版技术的迅速发展，为科技出版物的快速出版创造了良好条件。科技文献从编辑加工直到发行到读者手中，时间已经缩短到 1～3 个月内。

八、老化快

科学技术的发展，加快了知识的更新与老化进程。图书与期刊的有效使用寿命分别缩短为 10 年和 5 年。大学毕业 10 年，在校所学的专业知识中 80%已经老化，并由更新的科技知识取代。

九、发表时间滞后

介绍、报道新经验和新成果的论文成倍增加，而期刊数量的不足，致使大量文献积压。从编辑部收到来稿至发表，少则需 3～6 个月，多则至 1 年以上，造成信息的巨大浪费。

第二节　科技文献检索的重要性和意义

当今社会已经进入知识经济时代和信息时代，而知识、信息和情报主要来源于情报检索。科技文献检索就是打开科技文献知识宝库的钥匙。利用科技文献检索，我们可以在浩瀚的知识海洋里畅游，可以帮助我们迅速、准确、全面地查找到所需要的信息、知识和情报，掌握国内外的科技研究成果并加以利用，增加自身知识积累，避免重复别人的劳动和少走弯路，节省人力、物力和财力。科技文献检索的意义主要表现在以下三个方面：

一、促进智力资源的开发

文献只有通过交流和开发利用，才会充分发挥其作用，以最大限度地取得应有的社会效益与经济效益。科技工作者通过文献检索，从各种科技文献中不断获取知识、更新知识，开发智力资源，从而为社会创造出更多的财富。

二、节约科技人员的时间

随着科学技术在深度和广度上的不断发展，如果不掌握科技文献检索的知识和方法，要从数量庞大、类型复杂、文种多样的科技文献的大海中，迅速、正确地获得所需的有关资料，不是一件容易的事情。据估计，一个科技人员查阅科技文献的时间，往往要占去整个科研项目完成时间的一半。如果掌握了科技文献检索的方法，就可以提高工作效率，缩短科研时间，早出成果。

三、可以继承和借鉴前人的成果，避免浪费

牛顿有句名言："假如我比别人看得略为远些，那是因为我站在巨人的肩膀上。"这充分说明了继承和借鉴前人的成果，是科技发展的前提，否则，将造成人力、物力、财力及时间上的极大浪费。例如美国在实施"阿波罗登月计划"中，为研究解决甲醇对钛的应力腐蚀作用，耗费了数以百万计的美元。其实，当时这个问题已有研究成果，如能及时使用科技文献检索手段，只需花 15 分钟就可得到这一情报而避免浪费。

第三节　科技文献检索的基本要求

科技文献检索的目的是及时、全面、准确、无重大遗漏地获得所需要的文献。为此，对于科技文献检索有如下基本要求：①全，根据课题的需要，将有关的文献尽可能全面地检索出来。这就需要采用多种途径和方法进行检索，尽量减少遗漏；②准，被检索出来的文献应经过严格筛选，使其符合课题的需要，力求避免查出与课题无关的文献；③快，及时地合理使用各种检索工具，从数量庞大的文献库中尽可能快地检索出所需的文献，以提高检索效率。

复习思考题

1. 什么是科技文献检索?
2. 现代科技文献有哪些特点?
3. 科技文献检索的意义是什么?
4. 科技文献检索有哪些基本要求?

（宋向东）

第九章 医学文献检索基础知识

医学文献检索是一门关于如何查找并获取医学文献资料、知识和信息的工具性课程，是我们开展工作、学习新知识、进行科学研究的必备技能。

第一节　医学文献的概念与分类

一、文献与医学文献

随着人类对客观世界的逐步发现和认识，产生了大量有价值的事实、数据、理论、方法、成功的经验和失败的教训，为了把它们积累起来，以便交流、传播和被后人借鉴，人们就运用一定的符号、文字、图像等将这些有用的知识记录在一定的载体上，这就形成了文献。简而言之，文献是指记录有知识的一切载体。构成文献的三要素为：知识、载体和记录手段，三者缺一不可。

在人类发展的历史长河中，生老病死等各种健康问题始终是困扰人类的重大难题，经过漫长不懈的顽强抗争和努力探索，人们将所积累的大量有价值的经验记录在一定的载体上，从而形成了医学文献。

二、医学文献的分类

医学文献在整个科技文献中占有很大比重，其数量庞大，类型复杂，文种多样。目前主要的分类依据是载体类型、出版类型和进行加工的程度。

（一）根据载体类型划分

医学文献根据载体的材料和记录方式可分为以下几种类型：

1. 书写型　一般以纸张、竹、帛等为载体，由人工抄写而成。例如医生书写的病案记录，以及手稿、原始记录和档案。

2. 印刷型　是指以纸张为载体经印刷而成的文献。这是一种传统的文献类型，因具有方便阅读、流传等优点，目前仍是使用最为广泛的文献形式。如我们常用的图书、报刊等。但印刷型文献也存在着存储空间大、人工管理成本高、纸张因易燃、受潮、虫蛀等而不易保存的缺点。

3. 缩微型　是指以胶卷、胶片等感光材料为载体，通过摄影技术记录下来的文献形式。经摄影和缩微以后，一张小小的胶片上可以存储成千上万的印刷型文献，因此缩微型文献的最大特点是体积小、容量大、易保存、易复制。它的致命缺点是必须借助特定的设备——缩微阅读机才能阅读。

4. 视听型　视听型文献又称声像资料，是指以磁带、录像带等磁性材料为载体，以声音、图像等方式记录而成的文献形式，包括唱片、录音带、录像带、电影片、幻灯片等。该类文献因其具有形象、直观的特点，应用越来越广泛，尤其是在临床示教、技术演示等方面更是具有独特的作用。

5. 机读型　是指以计算机硬盘、软盘、光盘等计算机存储介质为载体记录下来，并通过计算机阅读的文献。机读文献根据其文献形式可分为数据库文献和网络文献；根据编写语言则可分为文本型文献、多媒体型文献、超文本型文献和流媒体型文献。机读型文献存储密度大，存取方便、快捷，并可通过网络进行远程传输和共享。随着计算机网络和数字技术的突飞猛进，机读型文献现已成为目前发展最快、最为重要的文献类型。

（二）根据出版形式划分

1. 图书　是系统论述某一专题的较为成熟、定型、总结性文献，可依据其内容分为一般性图书（如专著、文集、教科书、丛书等）和参考工具书（如字典、辞典、百科全书、年鉴、手册、图谱等）两大类。每一种正式出版的图书都有一个国际标准书号（ISBN），它所具有的唯一性和专指性使读者可以通过某些检索系统查询某种特定图书。

2. 期刊　又称杂志，是一种定期或不定期的连续出版物，它具有相对固定的刊名、编辑机构和版式、装帧，内容可为专科性（如《中华内科杂志》）或综合性（如《同济医科大学学报》、《安徽医学》）。期刊的刊期通常有周刊、旬刊、半月刊、月刊、双月刊、半年刊或年刊等，多数学术期刊会在刊期的基础上将同一年内出版的期刊归纳为一卷。医学期刊内容新颖，信息量大，出版周期短，能迅速反映医学发展的水平与动态，是最主要的医学信息资源，也是医学检索的主要对象。

3. 专利文献　专利是指受到法律保护的技术发明。专利文献是指实行专利制度的国家及国际性专利组织在审批、公布专利过程中产生的官方文件及有关出版物的总称，包括专利说明书、专利公报、专利文摘、专利分类表等。世界知识产权组织的统计结果显示，全球最新发明创造信息的90%～95%都是首次在专利文献上公布，若能运用好专利文献，就可以节约40%的科研经费和60%的开发时间。目前，我国国家知识产权局所属的专利文献馆可以检索近70个国家和国际组织的专利文献。

4. 会议文献　是指各种会议上宣读或提交讨论、交流的论文、报告、会议纪要以及与会议相关的会前通知、日程安排等文献。一些新问题、新见解和最新研究成果，多数是在学术会议上首次提出，因此会议文献是反映当前科技发展水平和趋势的重要信息来源。

5. 学位论文　是指为获得硕士或博士学位而撰写的研究论文。学位论文一般保存在学位申请人就读学校的图书馆或档案馆。我国的一些学位论文数据库可供查找全国重点院校及研究机构的部分优秀博士、硕士学位论文。

6. 政府出版物　是指国家政府及其所属机构出版的文献资料。根据其内容可分为行政性文件（如政府法令、规章制度、方针政策等）和科技文献（科技报告、技术改革、调查报告等）。

7. 技术标准　又称标准化文献，是指对产品、工程质量、规格及检验方法等所作的技术规定。它是由标准及其他具有标准性质的规定所组成的一种特定形式的文献体系，有一定的法律效力。可分为国际标准、区域标准、国家标准、部门标准、企业标准等。

此外，尚有技术档案、产品资料等。

(三) 根据对文献的加工程度划分

在文献的传递和利用过程中，人们根据对原始文献的加工程度对文献进行如下分类：

1. 零次文献　是指记录在载体上未经加工的原始信息，如实验数据、原始调查、观测记录等。它具有零散性、客观性、不成熟性等特点。

2. 一次文献　是指作者根据自己的工作经历和研究成果完成的原始创作。其内容具体、详尽、系统，如专著、期刊论文、技术报告、学位论文等。它具有先进性和创新性等特点。

3. 二次文献　是指人们通过对一次文献的外在和内在特征(如篇名、著者、分类等)进行分析、整理、提炼和加工，然后按一定顺序编排而成的文献检索工具，如目录、索引、文摘等。它具有浓缩性、系统性、检索性等特点。医学文献检索主要就是通过各种专业文献检索工具进行的。

4. 三次文献　是指人们利用二次文献(即文献检索工具)，对收集到的与某一专题内容相关的一次文献，进行系统阅读、分析、研究、整理和概括而成的综述性文献，如进展、综述、述评、年鉴等。它具有综合性强、参考价值大等特点，是迅速了解某一专题当前研究水平和动态的便捷途径。

第二节　文献检索系统和检索工具

一、医学文献检索的概念和意义

随着社会和科技的发展，现代医学文献呈现出增长迅猛、数量庞大、类型繁多、文种多样、内容分散且交叉、重复、快速更新等特点，要想有效借鉴前人的科研成果和经验，要想在浩如烟海的文献海洋里迅速找到所需要的信息，要想及时更新知识、提高自身能力，就必须借助文献检索这个科学武器。

检索即查询、查找。广义的医学文献检索包括信息存贮和查找两个过程，是指将医学文献的外表特征或内容特征，按一定的方式编排存储在一定的物质载体上，并利用相应的方法，从中找出符合用户需求的特定文献的全过程；而狭义的医学文献检索仅指运用科学的方法和专门的工具，从大量医学文献中迅速、准确地查找出特定文献的过程。

二、医学文献检索系统

医学文献检索系统，是指利用一定的检索设备从经过加工并存储在某种载体上的医学文献集合中查找出所需文献或信息的系统。其分类如下：

(一) 手工检索系统

是指以普通卡片目录和书本式文摘、索引等检索工具为基础的检索系统。其历史悠久，采用手工检索，方便灵活，费用低，但费时费力，工作效率低下。

(二) 穿孔卡片检索系统

这是以穿孔卡片为载体的检索系统，是手工检索向机械检索的过渡。现已不常用。

（三）缩微文献检索系统

是以文献缩微品为文献库，使用一定的光电设备进行检索的系统，也称光电检索系统。

（四）计算机检索系统

是以磁性介质为载体，利用计算机来处理和查找文献的电子化、自动化检索系统，由计算机、检索软件、文献数据库、检索终端及其他外围设备组成。随着计算机的普及和数字、网络技术的日新月异，计算机检索系统已成为目前发展最快、最为常用的检索系统。

三、医学文献检索工具

文献检索工具是指人们用以存储、报道和查找文献线索的工具，属于二次文献。它有两个基本职能：一是将文献的外部特征和内部特征标记出来，并有序地组织起来；二是提供必要的检索途径，使用户便捷、准确地查找到所需文献线索。文献检索工具依据其著录内容的不同，主要分为以下几类：

（一）题录式检索工具

只著录文献的外部特征，即篇名、作者及单位地址、文献来源（刊名、年、卷、期、页）等。

题录式检索工具在名称中常出现“目录”、“题录”、“索引”的字样，如《中文科技资料目录》、《全国报刊索引》、《Index Medicus》等。

（二）文摘式检索工具

是在题录式检索工具的基础上，增加文献的内容摘要而形成。文摘式检索工具的名称中通常含有“文摘”、“Abstracts”、“Digest”、“Excerpta”等，如《中国医学文摘》、《Biological Abstracts》、《Excerpta Medica》等。

（三）全文式检索工具

是利用电子计算机技术将原始文献进行组织、标引和存储，形成可供检索的全文数据库（系统）。如重庆维普公司的《中文科技期刊全文数据库》（VIP）、清华同方公司的《中国学术期刊数据库》（CAJ）、Ovid 公司的《Ovid 全文数据库》等。

检索工具和检索系统的区别在于：检索工具是检索系统的基础和组成部分之一，功能较弱；而检索系统是由包括检索工具在内的多个子系统（文献选择、标引、词表、检索等）所构成的一套检索设施，一般需借助专用设备进行检索，功能强大。

第三节　文献检索语言

文献检索语言实际上就是检索系统中的各种标记系统，是用来描述文献特征、为建立文献检索系统而创建的人工语言。

学习文献检索语言的目的是了解其基本原理、编制规则，以便与专业编制人员达成共识，从而减少误检和漏检，提高检索效率。

文献检索语言可分为描述文献外部特征的语言和描述文献内容特征的语言。

一、外部特征检索语言

外部特征检索语言，是为标记文献外部特征（如篇名、作者等）而设计的检索语言。主要有：

（一）文献题名索引系统

文献题名索引系统是以书名、刊名、篇名等作为标识，按字顺排列的索引系统，如引用期刊一览表、篇名索引等。

（二）著者索引系统

著者索引系统是以文献上署名的作者、译者、编者的姓名或机构名称作为标识的字顺索引系统，如著者索引、专利权人索引等。由于各国编制著者索引的规则不同，检索时应参阅相关说明。

（三）文献序号索引系统

文献序号索引系统是以文献特有的序号作为标识的索引系统，如专利号索引、技术标准号索引等。

（四）引文索引系统

引文索引系统是利用科技文献末尾所附的参考文献目录，揭示论文之间引证和被引证关系的索引系统，如美国的《Science Citation Index》、《中国科学引文索引》等。

二、内容特征检索语言

内容特征检索语言，是为标记文献内容而设计的检索语言，按其构成原理可分为分类检索语言、主题检索语言和代码检索语言三类。

（一）分类检索语言

分类检索语言是以学科体系分类为基础，将文献根据其所属的学科内容分门别类地系统化组织的一种方法。该分类法能体现学科的系统性，揭示知识的派生、隶属与平行关系，便于检索者从学科或专业途径查找文献，并可根据需要扩大或缩小检索范围。

国内外著名的分类法有：《美国国会图书馆图书分类法》(LC)、《杜威十进分类法》(DC或DDC)、《国际十进分类法》(UDC)、《中国图书馆分类法》和《中国图书资料分类法》(简称《中图法》)等。

我国最常用的《中图法》属于等级分类语言。它是将文献按照知识分类，从一般到具体、从简单到复杂、从低级到高级，进行有序排列，层层划分，逐级展开，充分体现学科的系统性(表9-1)。

表9-1 《中图法》分类表

A	马克思主义、列宁主义、毛泽东思想、邓小平理论				
B	哲学、宗教				
C	社会科学总论				
D	政治、法律				
E	军事				
F	经济	R1	预防医学、卫生学		
G	文化、科学、教育、体育	R2	中国医学		
H	语言、文字	R3	基础医学	R44	诊断学
I	文学	R4	临床医学——→	R45	治疗学

续表 9－1

J	艺术	R5	内科学	R47	护理学
K	历史、地理	R6	外科学	R49	康复医学
N	自然科学总论	R71	妇产科学		
O	数理科学和化学	R72	儿科学		
P	天文学、地球科学	R73	肿瘤学		
Q	生物科学	R74	神经病学和精神病学		
R	医药卫生——→	R75	皮肤病学与性病学		
S	农业科学	R76	耳鼻咽喉科学		
T	工业技术	R77	眼科学		
U	交通运输	R78	口腔科学		
V	航空、航天	R79	外国民族医学		
X	环境科学、安全科学	R8	特种医学		
Z	综合性图书	R9	药学		

（二）主题检索语言

主题检索语言是指用于表述文献主题内容的词语标记系统，常用的有主题词法和关键词法两种。

1. 主题词法　主题词(subject headings)又称叙词，是将体现文献主题内容的同义词、近义词、拼法变异词等进行严格的规范化处理，形成词语与概念呈现唯一对应关系的检索语言。在使用主题词时，常用副主题词对主题词加以修饰和限定，以增加主题词的专指性。

由主题词、相应的参照系统以及主题词分类索引（范畴表）和等级索引（树状结构）组合构成一部主题词表，如美国国立医学图书馆的《医学主题词表》(MeSH)最具代表性，它是医学检索领域中使用最多的主题检索语言。

《MeSH》是为 MEDLARS-MEDLINE 数据库系统的主题标引和主题检索的需要而编制的。其目的是确保标引者和检索者在用词上统一标准。《MeSH》由字序表、树状结构、副主题词表和当年增词 4 个部分组成。

2. 关键词法　关键词(Keyword)是指出现在文献的篇名、文摘、全文中，能表达文献实质内容的、或能被人们作为检索入口的关键性专业术语。

关键词一般取自原文，不作规范，并可采用缩写词语，在计算机检索系统中应用广泛。关键词法可以将最新的专业术语及时引入检索系统，而且检索者使用方便，但不能像主题词法那样准确揭示文献的实质内容，故检索的准确性不够。

（三）代码检索语言

根据用于标识文献的各种代码编制而成的检索语言，如专利号索引、化合物分子式索引等。

此外，美国国立医学图书馆在《MeSH》的基础上，建立了一种全新的计算机医学文献检索语言集成系统——一体化医学语言系统(UMLS)，可用于跨数据库的词汇转换，因此可以帮助检索者获取和整合来自不同检索语言的各类数据库系统。

第四节　文献检索的途径、方法和程序

一、文献检索途径

原始文献通过检索语言进行标记，并按照特定的排列方式组合成检索工具，人们可以采用各种检索工具，选择不同的检索途径查找到所需文献。常用的检索途径主要包括以下两大类：

（一）文献外部特征的检索途径

是指根据文献外表特征进行检索的途径，包括题名途径、著者途径和序号途径。

1. 题名(篇名)途径　是根据图书、期刊名称或文章篇名查找文献的途径，如各种书名目录、刊名目录等。

2. 著者途径　是根据文献的著者、译者、编者和机构名称查找文献的途径，大多数检索工具都提供著者检索途径。

3. 序号途径　是根据文献特有的序号查找文献的途径，如专利号索引、标准号索引等。

（二）文献内容特征的检索途径

是指根据文献内容特征进行检索的途径，包括分类途径、主题途径及其他途径。

1. 分类途径　是指利用文献内容在分类体系中所属的分类号来查找文献，如各种分类目录、分类索引。

2. 主题途径　是指应用标记文献内容的主题词或关键词来查找文献，如主题词索引、关键词索引。

3. 其他途径　除上述检索途径外，有些检索工具根据学科的性质和特点，提供其他检索途径。如美国《化学文摘》中的分子式索引、美国《生物学文摘》中的属类索引等。

二、文献检索方法

文献检索的方法很多，归纳起来主要有四种。

（一）工具法

工具法是指利用检索工具查找文献的方法，它是文献检索最常用的方法，并可细分为以下 3 种：

1. 顺查法　是自检索课题的起始年代，按时间顺序由远到近的查找方法。该方法费时、费力，但其检出率和检准率较高。

2. 倒查法　是指逆时间顺序，由近及远的查找方法。可以体现课题的新颖性。

3. 抽查法　是指抽出学科发展迅速、发表文献较多的一段时间，进行逐年检索的方法。该方法省时、省力，检索效率较高。

（二）追溯法

是指根据原始文献末尾所附的“参考文献”进行查找的方法。该方法不需利用检索工具，准确性好，但获得的文献不够新颖、全面。

（三）分段法

又称交替法、循环法，是指分期或分段地交替使用工具法和追溯法进行检索的方法。该方法检出率较高，效果较好。

（四）浏览法

是指直接浏览与课题内容相关的最新核心期刊，获取所需信息的方法。该方法可以弥补因检索工具编制的时差所造成的漏检。

三、文献检索的基本程序

要想取得理想的检索效果，不但要选择适当的检索工具，还要遵守以下基本程序：

（一）分析检索课题

在开始检索前，必须对检索课题内容进行详细、深入的分析研究，明确课题所涉及的学科和专业领域，掌握并核实体现具体研究内容的专业术语，包括概念的内涵与外延，术语的同义词、近义词等，并正确理解课题的检索要求。

（二）选择检索工具，确定检索方法

不同的检索工具其收录范围和编制特点不尽相同，应依据需要正确选择适当的检索工具和检索方法，必要时应联合使用多个检索工具和多种检索方法。

（三）选择检索途径

在选择好检索工具以后，应根据检索课题内容确定相应的检索途径，而且有时需要综合采用多条检索途径。

（四）制定检索策略

针对检索课题的内容以及检索工具的要求，正确选择检索词，并根据需要与检索途径进行合理组配，建立正确的检索表达式。

（五）确定文献线索

根据所选的检索工具、检索途径及已制定的检索策略查找所需文献线索，并根据检索效果，及时调整检索策略，最终确定准确的文献线索。

（六）索取原始文献

利用检索到的文献线索（题录或文摘），可以通过文献收藏单位（图书馆、文献中心等）、文献作者索取原始文献，也可以应用全文数据库直接获得原文。

复习思考题

1. 零次文献、一次文献、二次文献和三次文献是如何划分的？
2. 检索工具和检索系统的区别是什么？
3. 简述内部特征检索语言的分类和意义。
4. 通过实例学习和理解文献检索的方法和程序。

（曹迎庆　宋向东）

第十章 计算机检索

计算机检索就是利用计算机对数据的强大处理能力来实现文献信息的存储与检索。首先是将大量文献信息加工处理，按一定的结构有序地存储在计算机的存储介质上，建成数据库，这就是计算机存储过程；检索过程是将检索需求输入计算机，由计算机与已经存储在数据库中的信息进行查询和匹配，并按一定的格式输出检索结果的过程。

第一节 计算机检索的发展与特点

一、计算机检索的发展简史

计算机用于信息检索始于20世纪50年代，至今经历了四个阶段：

(一) 脱机检索阶段

这一阶段自20世纪50年代末至60年代中期，称为脱机批处理阶段。它是指检索部门将许多用户的检索课题汇总后进行批量检索，然后再将检索结果分别反馈给用户。该检索方式速度慢，通常需花费3～6周的时间；检索人员与用户不见面，因此检索结果不够准确。

(二) 联机检索阶段

20世纪60年代末至70年代初，随着计算机和通讯网络技术的发展，出现了DIALOG、MEDLARS等大型国际联机检索系统，用户可以通过通信网络与远程检索系统联机，并使用相应软件检索远程检索系统上的数据库，查找所需文献，这一过程称为联机检索。该方法可以及时调整检索策略，实时获得检索结果，但费用高。

(三) 光盘检索阶段

进入20世纪80年代以后，出现了光盘检索系统。它是将联机检索数据库刻录在密度高、容量大的光盘上供用户使用。这不但免去了高昂的通信费用，而且光盘安装简单、使用方便，一个光盘网络系统可支持255个用户和多达240个光盘。目前，多数医学数据库都有相应的光盘版。

(四) 网络检索阶段

国际互联网(Internet)出现以后，在20世纪90年代得到迅速普及，全球已经进入了网络时代。大量信息在网上发布、传播，形成一个庞大的信息资源库，世界著名的国际联机检索系统也纷纷加入Internet。人们不但可以通过Internet检索这些数据库，还可以应用各种网络查询工具检索医学文献信息，而且没有任何时间、空间的限制。网络检索系统正在成为功能最强、发展最快的现代检索系统。

二、计算机检索的主要特点

计算机检索与传统的手工检索相比,有着无可比拟的优点:

(一) 检索速度快,效率高

计算机的高速运行能力,使以往手检课题所花费的几天甚至十几天的时间缩短至几分钟或几十分钟,大大提高了检索效率。

(二) 检索途径多

计算机检索除了提供传统检索工具所具有的主题、分类、著者途径外,还可提供刊名、篇名、著者单位及全文等多种检索途径。

(三) 检索方法灵活、多样

计算机检索系统,可以提供逻辑运算、截词等多种检索方法,用户通过各种方法的灵活组合应用,就能更迅速、更准确地查找文献。

(四) 容量大、内容更新快

传统的检索工具由于排版印刷等原因,更新速度慢,时差长,而一般的计算机文献数据库仅需几个小时到十几个小时就可更新完毕,而且由于其存储容量大,可以同时检索多个数据库中时间长达几十年的文献。

(五) 快速准确地获得检索结果

计算机检索完毕后,其检索结果可以通过打印、磁盘拷贝、电子邮件等多种方式提供给用户,较手工抄录快速、准确。

第二节　数据库的结构与类型

计算机检索系统主要是由主机、软件、数据库、通讯线路和检索终端组成。数据库是计算机检索系统的基础与核心,它是同类信息的有序集合体。

一、数据库的结构

数据库的基本结构包括记录、字段和文档。一个数据库是由一个或多个文档构成的集合,每个文档由若干记录组成,每条记录由若干字段构成。

(一) 记录(record)

记录是构成数据库的基本信息单元,每条记录都描述了一个原始信息的外表特征和内容特征。不同类型的数据库其信息单元所描述的内容也各不相同。它可以是对一篇文章的描述,也可以是对一种药物的描述,或是一组数值的集合等等。

(二) 字段(field)

一条记录通常是由一些数据项组成,这些组成记录的数据项称为字段。如一篇期刊论文包括有篇名、作者、作者单位、刊名、主题词等字段。每一字段通常是由两个字母组成的代码表示,例如 TI(题名),AU(著者)。

(三) 文档(file)

文档是指众多记录的集合。数据库可以由一个或多个文档构成,按其编排结构和功能的不同,将文档分为顺排文档和倒排文档。顺排文档是指按照文献记录顺序号排列而成的文档,也叫主文档;倒排文档则是抽取顺排文档中的检索标记如主题词、著者姓名、刊名等,并按一定顺序排列而成,又称为索引文档,如著者倒排文档、主题倒排文档等。

计算机检索功能通过倒排文档实现,而检索结果的显示、打印和存储则是通过顺排文档来实现。

二、数据库的类型

数据库有多种分类方法,根据数据库的内容可作如下分类:

(一) 书目数据库

书目数据库存储的内容为各种文献信息,如题录、文摘、索引等。每一条记录所描述的就是一篇文献。这是当前文献检索中使用最多也是最重要的一类数据库。

(二) 数值型数据库

数值型数据库存储的内容是各种具体数据,包括实验数据、统计数据等。如人口统计数据库、发病率与死亡率统计数据库等。

(三) 事实型数据库

事实型数据库的存储内容是描述人物、机构、事物的事实性信息。如名人录、机构指南、产品目录等。

(四) 全文数据库

全文数据库的存储内容是文献的全文,通过检索可以直接获得原始文献的全文。如目前常用的"中国学术期刊数据库"。

(五) 图像型数据库

图像型数据库的存储内容为图像、图片,如解剖图谱、临床影像学图像等。

第三节　基本检索技术与检索策略

计算机检索与手工检索不同,需要将检索内容转换成计算机能运算的检索方式,所以就要掌握计算机的基本检索技术和检索策略。

一、计算机检索技术

常用的计算机基本检索技术包括:布尔逻辑检索、截词检索、位置检索和限定检索。

(一) 布尔逻辑检索

布尔逻辑检索是计算机检索系统中应用最广泛的检索技术,它是采用布尔逻辑的三个基本运算符,即逻辑与(AND)、逻辑或(OR)和逻辑非(NOT)来表达检索需求(图 10-1)。

1. "逻辑与"运算　要求检索结果中同时包含检索词 A 和 B,即两圆相交的阴影部分。其作用是缩小检索范围,提高查准率。

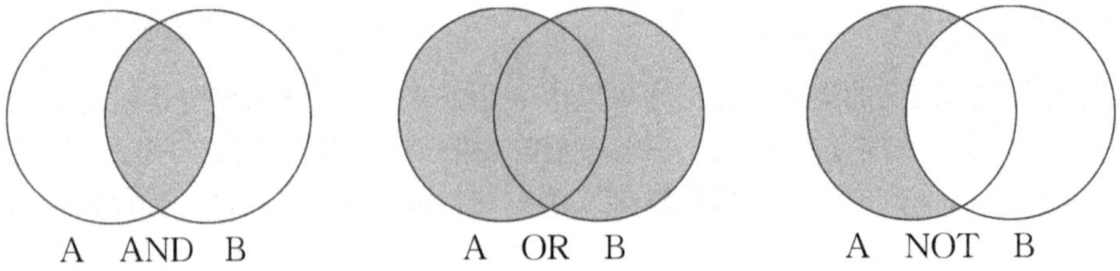

图 10-1　布尔逻辑检索示意图

例如：检索有关“腹腔镜治疗胆囊结石”的文献，可以选择检索词“腹腔镜”和“胆囊结石”进行“逻辑与”运算，即“腹腔镜 AND 胆囊结石”。

2. “逻辑或”运算　要求检索结果中含有检索词 A 或 B，即两圆所有部分。其作用是扩大检索范围，提高查全率。

例如：检索有关“心力衰竭患者细胞因子动态变化”的文献，因为细胞因子包含的是一类因子，所以要根据课题内容，列出具体因子名称，进行“逻辑或”运算，即“肿瘤坏死因子 OR 白细胞介素-6 OR 白细胞介素-8 OR ……”。

3. “逻辑非”运算　要求检索结果中包含检索词 A，但不能含有检索词 B，即单个圆的阴影部分。其作用也是缩小检索范围，提高查准率。

例如：检索除儿童以外的艾滋病方面的文献，可以进行“逻辑非”运算，即“AIDS NOT child”。

（二）截词检索

截词检索是指将检索词截断，只取其中的一部分片断，连同截词符一起输入检索系统，查找出包含有该词片断的文献。常用于检索词的单复数、词性的词尾变化、词根相同的一类词，以及同一词的拼写变异等。

根据截词位置的不同，可以分为左(前)截词、右(后)截词和中间截词三种截词方式，而检索词被截去的部分则由“*”、“?”、“#”等截词符号替代。

1. 左(前)截词　用于前缀不同而词根相同的一类检索词。例如：输入“#tension”，可以检出“hypertension”、“hypotension”。

2. 右(后)截词　用于词根相同而后缀不同的一类检索词。例如：输入“hemo*”，可检出“hemochrome”、“hemoglobin”、“hemolysis”、“hemopexin”等所有以“hemo”开头的单词。

3. 中间截词　用于中间部分不相同而前、后缀均相同的检索词。例如：输入“hist?ine”，可以检出“histamine”、“histidine”。

使用截词检索，系统可以自动进行“逻辑或”运算，不但省去逐一输入的烦琐，而且扩大了检索范围，从而提高查全率。

但值得一提的是，截词检索运用不当时，可能造成大量误检，这时可改为完整词的逻辑检索方式。

（三）位置检索

又称邻近检索，是指使用“位置运算符”，如 near、with 等连接两个检索词，规定两个词的相邻位置，要求命中文献中的两个词必须符合所规定的位置关系。

位置检索主要用于自由词(即自然语言)检索。

在 Silverplatter Medline(光盘)检索系统中,设有检索词 A 和 B,使用"near"连接 A、B 两个检索词,可以检出在同一个句子中含有 A、B 的文献,而且 A、B 两个检索词的顺序不限。

使用"with"连接两个词,可以检出在同一字段(如篇名字段、文摘字段等)中含有 A、B 的文献。

(四) 限定检索

限定检索是指使用"in"、"="等限制符,对检索词所在的字段位置加以限定,以缩小检索范围的检索方法。例如:输入"English in LA",是要求检出的文献语种限定为英文;输入"PY=2002",是通过限定,只检出 2002 年出版的文献。

通过合理、灵活地组合应用上述基本检索功能,可以编制出能准确体现用户检索要求的检索表达式。

二、制定检索策略

所谓检索策略,是指为实现检索目标而制定的检索方案。从广义讲,包括分析检索课题的内容,明确相应概念和检索要求,选择合适的数据库、检索途径和检索词,建立检索表达式等步骤;从狭义来说,主要是指确定检索途径和检索词,并通过运用布尔逻辑运算符、截词符、位置运算符及限制符等,最终建立检索表达式的构思过程。

制定检索策略通常包括以下步骤:

1. 根据课题检索要求,确定检索文献的类型、文种、年限等;
2. 选择合适的数据库,并确定检索途径;
3. 通过分析检索课题的内容及其相关概念,选择确定检索词;
4. 运用布尔逻辑运算符、截词符、位置运算符和限制符连接检索词,建立检索表达式;
5. 使用所建立的检索表达式进行实际检索;
6. 分析检索结果,如果与课题内容及检索要求存在差异,必须重新调整或修改检索策略,直到达到检索目的为止。

第四节　Web 检索工具介绍

今天的世界已经进入网络时代,Internet 上蕴含着丰富的信息资源,利用 Web 检索工具,便可以使人们方便、快捷地获取所需信息。

Web 检索工具有多种分类标准,现按其检索功能、检索内容和检索范围进行如下分类。

一、按检索功能分类

Web 检索工具按其检索功能可分为搜索引擎和目录两类。

(一) 搜索引擎

通过 Robot、Spider 等软件自动搜索网络资源,并自动排序或索引,形成一个庞大的主页信息数据库。搜索引擎通常是输入关键词或短语等形式进行自由查询,因此查全率较高,而查准率较低。

（二）目录

通过人工筛选网页，然后按某种分类规则，如年代、地理位置、主题类目等，建成树状的等级目录，检索时只需点击分类目录，即可逐层展开，到达所需信息。使用目录进行检索，查准率较高，但查全率较低。

鉴于这两种检索工具各有利弊，现在大多数 Web 检索工具已趋向于同时兼有搜索引擎和目录两种功能的混合类型。

二、按检索范围分类

根据检索范围，Web 检索工具可分为独立搜索引擎和元搜索引擎。

（一）独立搜索引擎

仅在搜索引擎本数据库中检索。

（二）元搜索引擎

本身并不建立 Web 索引数据库，检索时通过统一界面，同时调用其他多种独立搜索引擎，并对检出结果进行加工、整合。

三、按检索内容分类

Web 检索工具，按其检索内容可分为以下四类：

（一）通用型

是指数据采集不受主题范围和数据类型的限制，从而形成综合性的信息检索系统。常用的英文搜索引擎有 Google、Yahoo 等，中文搜索引擎有新浪、搜狐、雅虎中国等。

1. 英文搜索引擎列举“Google(http://www.google.com)” 由斯坦福大学计算机科学系创建于 1998 年，它拥有 16 亿网页，支持 25 种检索语言(包括中文)。采用最先进的网页级别技术，查询方式灵活，操作方便，在英文搜索引擎中位居榜首。现在已开发出简体中文版(图 10－2)。

Google 提供关键词查询、目录浏览查询，并可参与专题讨论组。其检索方法包括：

(1)简单检索：在主页的检索词输入框内直接键入检索词，点击“Google 搜索”按钮，即可检出所有相关网页。

(2)高级检索：点击主界面上的“高级搜索”链接，便进入高级检索界面。用户无需使用复杂的检索指令和运算符，而是通过界面设置的 11 个选项完成检索。

(3)分类目录检索：点击主界面上的“网页目录”按钮，便进入分类目录检索界面。Google 采用 Open Directory Project 的目录体系，共分为 16 个大类，可通过浏览类目，逐层点开，查询所需信息。

此外，可以通过点击主界面上的“论坛”按钮，进入专题讨论组。通过语言设置，方便阅读。

2. 中文搜索引擎列举“雅虎中国(http://www.yahoo.com.cn.)” 雅虎在全球建有 24 个网站，拥有 12 种语言版本，雅虎中国网站于 1999 年开通。雅虎中国提供关键词检索和分类检索功能(图 10－3)。

(1)关键词检索：在检索词输入框内直接键入关键词即可，并可利用双引号来查询完全

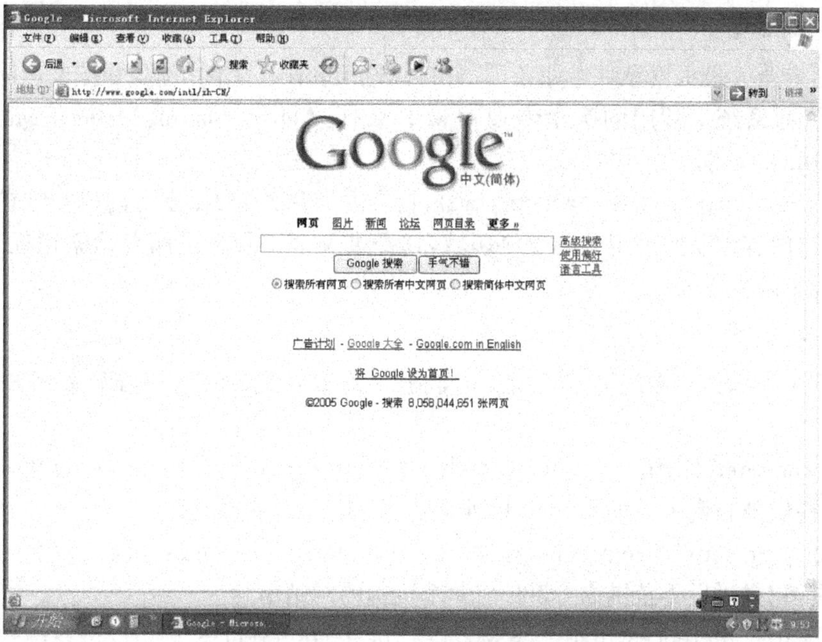

图 10-2 Google 中文主界面

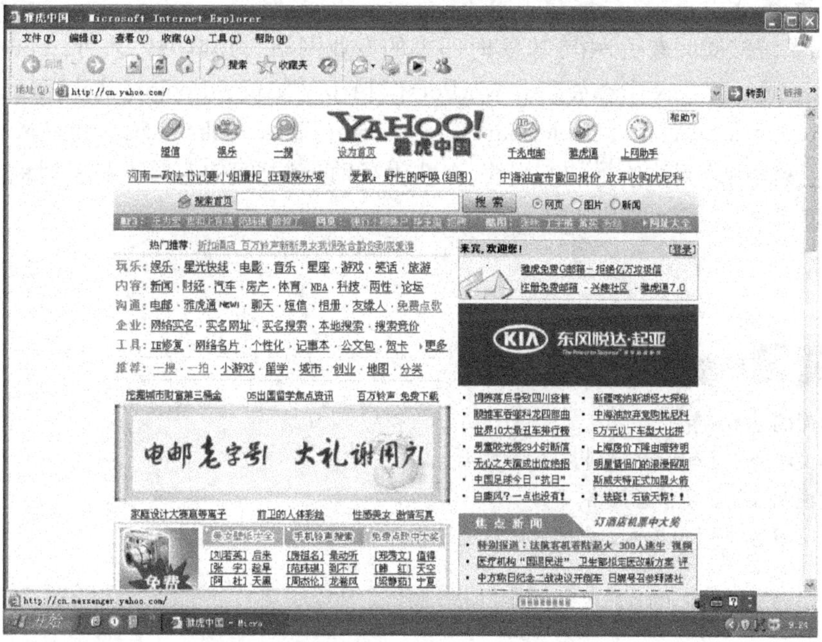

图 10-3 雅虎中国主界面

符合关键词串的网站;在关键词前加"t":表示仅查询网站名称,在关键词前加"u":表示仅查询网址;利用"+"或"-"可以限定关键词是否出现在检索结果中。

(2)分类检索:雅虎中国提供社会科学、艺术与人文、商业与经济等 14 个分类信息,可以点击分类目录逐层查找。

（二）专业型

是指由专业人员根据某一专业范围，分析筛选 Internet 上的资源，并按专业体系编排而成的专业信息系统。常用的医学专业搜索引擎有：Achoo、Ommi、Medical Matrix、Medscape、HealthGate 等。

例如 Achoo(http://www.achoo.com)，它是由加拿大 MNI 公司创建并维护的医学专业搜索引擎，内容涉及医药卫生各学科领域，它提供关键词及分类两种检索途径，有简单检索和高级检索两种方式。

（三）专题型

是指用于检索某一专门类型的信息或数据的检索系统，如电话号码、公司产品、E-mail 地址等。

例如 Whowhere(http://www.whowhere.lycos.com)，它是用于专门查找人员的检索工具，可以提供被查询人员的 E-mail 地址、电话号码、个人主页地址。

Scholarly Societies Project(http://www.scholarly－societies.org)，是专门查找机构的检索工具，它提供世界范围内 2 386 个学术机构的网站信息。

Healthcareconferences(http://www.healthcareconferences.com)，是专门提供医学会议信息查询的网站。

（四）专家型

是指当系统接受问题后，由专家实时回答的专业网站。其典型代表有：Abuzz(http://www.abuzz.com)、Ask Jeeves AnswerPoint(http://Answerpoint.Ask.com)、AskMe(http://www.askme.com)、LookSmart Live(http://live.looksmart.com)等。这些系统提供了其他搜索引擎无法给予的实用性、个性化帮助，但返回信息并不是实时的，通常需要 1～2 个小时。

复习思考题

1. 数据库的基本结构是什么？
2. 举例说明布尔逻辑运算规则。
3. 举例说明如何制定检索策略。
4. 上机实习各种 Web 检索工具的使用方法是什么？

（曹迎庆）

第十一章 中文医学文献检索工具

随着现代科技的飞速发展和计算机、网络技术的普及，计算机检索工具的应用越来越广泛，并呈现出逐步取代传统手工检索工具的趋势，因此，本章着重介绍国内常用的中文医学文献数据库。

第一节　中国生物医学文献数据库(CBMdisc)

一、概述

(一) 数据库简介

中国生物医学文献数据库(以下简称 CBMdisc)是由中国医学科学院医学信息研究所开发研制的综合性医学文献数据库。该数据库收录了自 1978 年以来的 1 600 多种中国生物医学期刊，以及汇编、会议论文的文献题录和文摘，计 350 余万篇，年增长量约 40 万条。其中，1989 年以后的题录与维普全文数据库链接，可以直接获取全文。

该数据库涵盖了《中国科技资料目录(医药卫生)》、中文生物医学期刊数据库(CMCC)中收录的所有文献题录，其收录范围涉及基础医学、临床医学、预防医学、药学、中医学及中药学等生物医学的各个领域。

CBMdisc 的全部题录均根据美国国立医学图书馆的《医学主题词表》(即 MeSH 词表)，以及中国中医研究院图书情报研究所出版的《中国药学主题词表》进行主题标引，并根据《中国图书馆分类法・医学专业分类表》进行分类标引。

CBMdisc 包括 30 多个可检字段，包括中文题目(TI)、英文题目(TT)、著者(AU)、地址(AD)、期刊名称(TA)、文摘(AB)、出版年(PY)、参考文献(CRF)、资助类别(FS)、关键词(TW)、主题词(MH)、特征词(CT)、文献类型(PT)、分类号(CL)等等。

CBMdisc 检索系统包括单机版、网络版和基于 WWW 浏览器的版本，还可以通过 Internet 进行检索(http://cbmwww.imicams.ac.cn)。

(二) 运算符的使用

1. 逻辑运算符

(1)AND：要求检出记录中同时含有检索词 A 和检索词 B；

(2)OR：要求检出记录中含有检索词 A 或检索词 B；

(3)NOT：要求在含有检索词 A 的记录中，去掉含有检索词 B 的记录。

优先级运算顺序：()＞NOT＞AND＞OR。

2. 范围算符　仅用于数字字段的检索，包括以下几种。

(1)＝(等于)：如PY＝1992，表示要求检索1992年出版的文献；

(2)＜(小于)：如PY＜1995，表示要求检索1995年以前出版的文献；

(3)＞(大于)：如PY＞1996，表示要求检索1996年以后出版的文献；

(4)＜＝(小于等于)：如PY＜＝1985，表示要求检索1985年以前包括1985年出版的文献；

(5)＞＝(大于等于)：如PY＞＝2001，表示要求检索2001年以后包括2001年出版的文献；

(6)－(指定范围)：如PY2002－2005，表示要求检索2002年至2005年出版的文献。

3. 通配符

(1)单字通配符(?)：作用是替代一个字符。如输入检索式“血？动力学”，可以检出含有“血液动力学”和“血流动力学”的文献；

(2)任意通配符(＊)：作用是替代任意个字符。如输入检索式“肝炎＊疫苗”，可以检出含有“肝炎疫苗”、“肝炎病毒基因疫苗”、“肝炎减毒活疫苗”、“肝炎灭活疫苗”的文献。

4. 限制符　用于指定在某一特定字段内检索，主要有：

(1)＝：字段标志在前，表示精确查找。如AU＝李宏，表示仅检出著者为李宏的文献；

(2)in：字段标志在后，表示对所指定字段的任意片断进行查找。如李宏 in AU，可以检出著者为李宏、李宏文的文献。

二、检索途径及使用方法

(一) 基本检索

1. 基本检索是CBMdisc默认的检索状态，打开系统界面，即可进入基本检索窗口。在其他检索途径下，可以通过点击工具栏上的“检索”按钮，进入基本检索窗口(图11－1)。

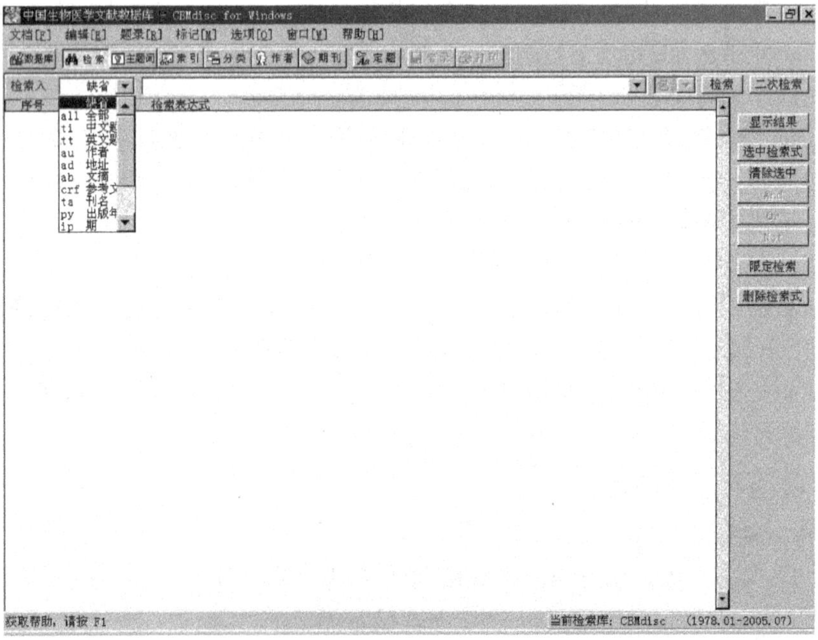

图11－1　CBMdisc基本检索界面

2. 选择检索字段　方法一：通过点击字段下拉框中的字段名称选择检索字段。其中，"缺省"字段是指同时在中文题目、文摘、作者、主题词、特征词、关键词、期刊共 7 个字段中查找文献。"全部"字段是指同时在所有字符型字段中查找文献。方法二：运用限制符＝或 in 来限制检索字段。如直接在检索词输入框内键入"AU＝张利"、"肿瘤 in TI"等。

3. 输入检索词或检索表达式　将根据课题内容及其检索要求拟订的检索词或检索表达式键入检索词输入框，点击"检索"按钮即可获得检索结果。

对于较为复杂的课题，可以运用逻辑组配检索。方法一：直接在检索框中输入逻辑组配检索表达式，如儿童 AND 艾滋病；方法二：先分别检索各检索词，然后将检索式编号进行逻辑组配检索，如♯1 OR ♯2。方法三：直接使用界面上的逻辑运算符按钮。

4. 在基本检索中，还可以反复使用"二次检索"按钮来缩小检索范围；使用"限定检索"按钮来限定待检文献的检索年限、文献类型、特征词、是否带有文摘、是否属于核心期刊等。

（二）主题词检索

1. 主题词检索是指利用本数据库中规范化的主题词组配副主题词进行检索。具体操作步骤如下：

点击工具栏上的"主题词"按钮，进入主题词检索窗口（图 11－2）。

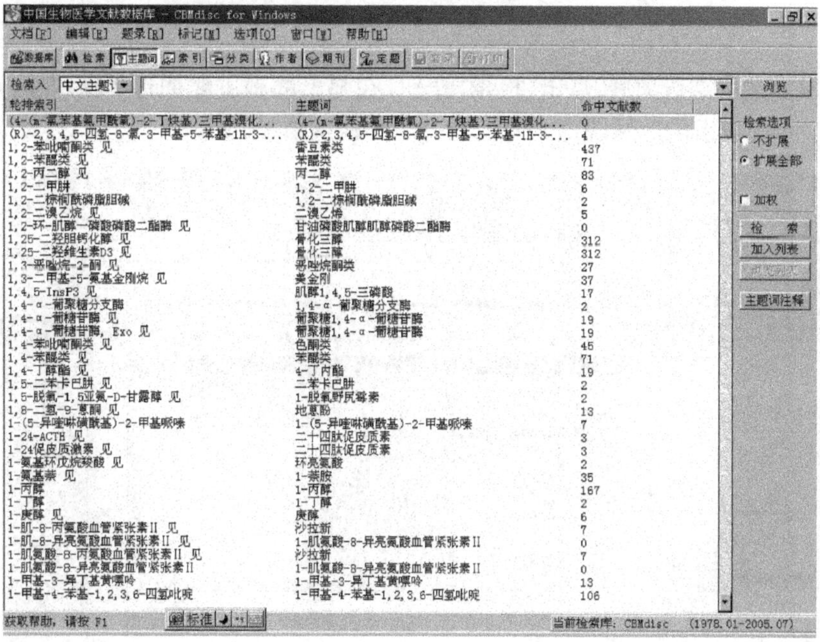

图 11－2　CBMdisc 主题词检索界面

2. 在主题词输入框中键入选定的主题词，点击"浏览"按钮，即显示含有该词的主题词轮排索引。

3. 指定主题词后，若点击"主题词注释"，可显示该主题词的词义范畴、相关参照、树形结构等（图 11－3）；若点击"扩展全树"按钮，可对指定的单个主题词及其下位词同时进行检索；若点击"不扩展"按钮，则只对指定的单个主题词进行检索；若点击"加入列表"，可将多个主题词加入列表进行同时检索。

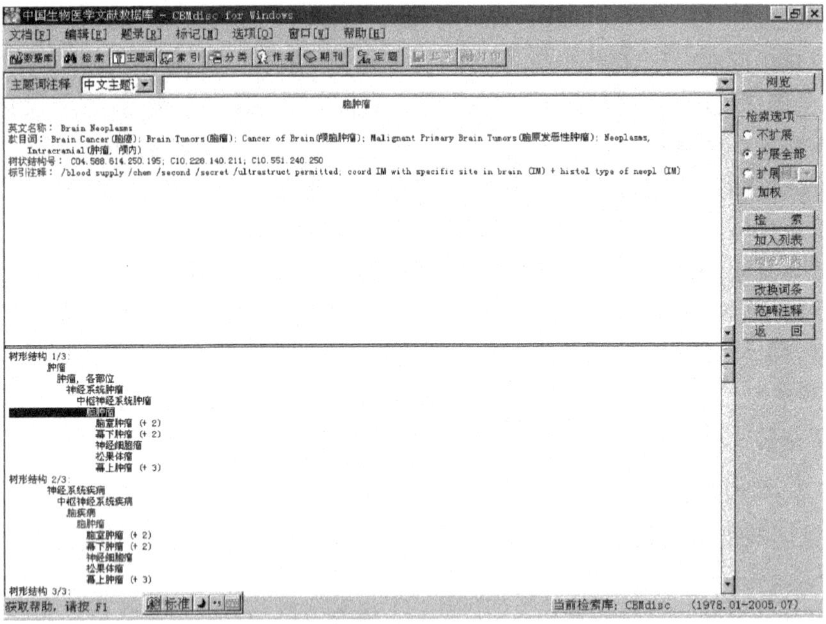

图 11-3　CBMdisc 主题词注释界面

4. 完成上述所需选项后，点击“检索”按钮，在弹出的副主题词选择窗口中组配副主题词（图 11-4），完成组配后系统即开始检索并显示检索结果。

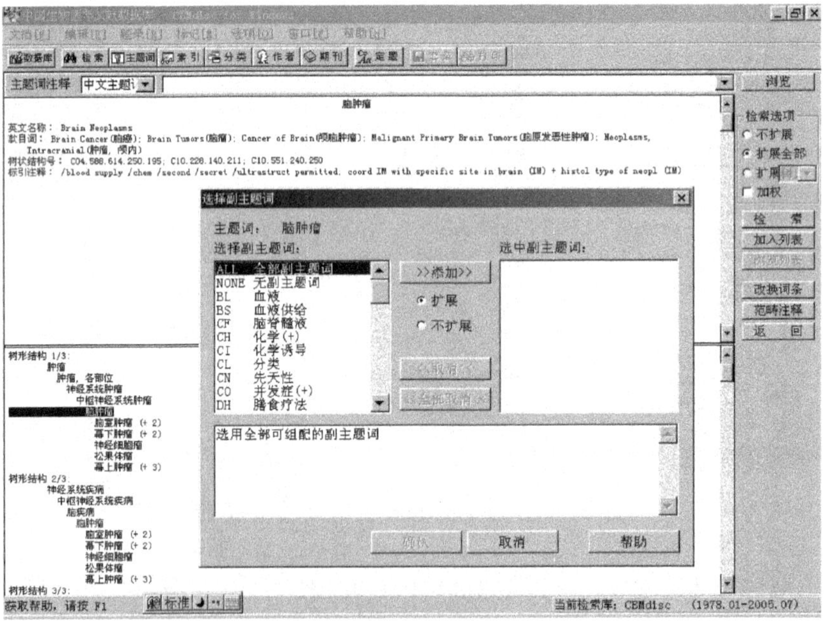

图 11-4　CBMdisc 组配副主题词界面

（三）分类检索

分类检索是指利用《中图法》的类目名称或分类号进行检索。具体操作步骤：

1. 点击工具栏上的"分类"按钮，进入分类检索窗口（图 11 - 5）。

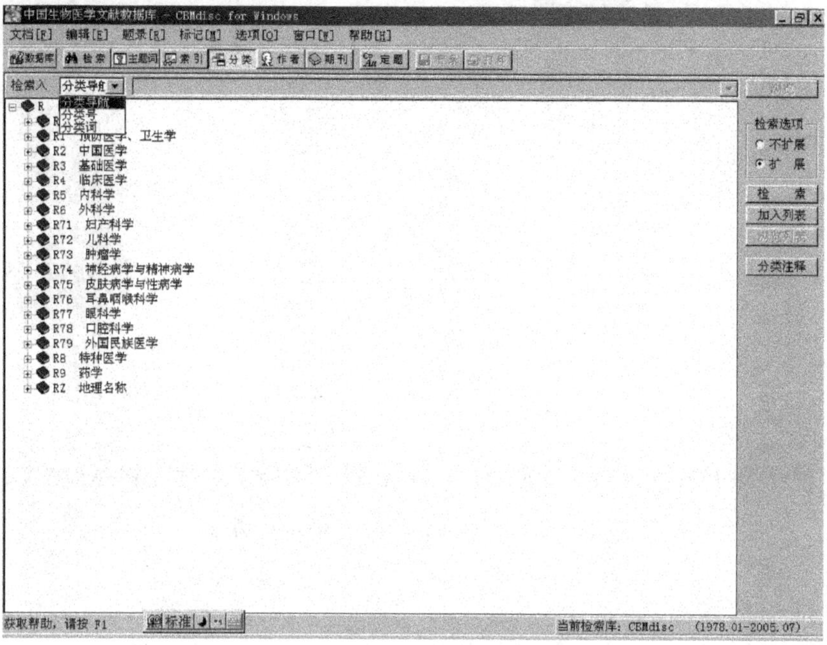

图 11 - 5　CBMdisc 分类检索界面

2. 选择检索字段"分类词"或"分类号"。

3. 根据所选字段在检索词输入框中分别键入分类词或分类号。点击"浏览"即显示分类系统。

4. 指定分类词或分类号，选择"扩展"或"不扩展"下位分类号，点击"检索"按钮，在弹出的复分表窗口选择相应的复分号与主类号组配（不是所有类号都有复分组配），确认后系统开始检索。多个分类号的检索可以使用"加入列表"按钮。

（四）索引词检索

索引词检索是指利用数据库中的索引词表进行检索。索引词表是由对可检索字段中的所有单字和部分词组，以及主题词、期刊名称进行轮排而成。具体操作步骤：

1. 点击工具栏上的"索引"按钮，即可进入索引词检索窗口（图 11 - 6）。

2. 在检索词输入框内键入检索词，点击"浏览"按钮，系统显示含有该检索词的索引列表，选中相应检索词双击或点"检索"按钮，系统开始检索。多个索引词的检索可以使用"加入列表"按钮。

索引词表检索定义在默认字段进行，即：题目、文摘、关键词、地址、主题词、刊名字段，而索引表显示的命中文献数为所有字段的检出结果数，故索引表的检出文献数与索引表中显示的命中文献数有时不一致。

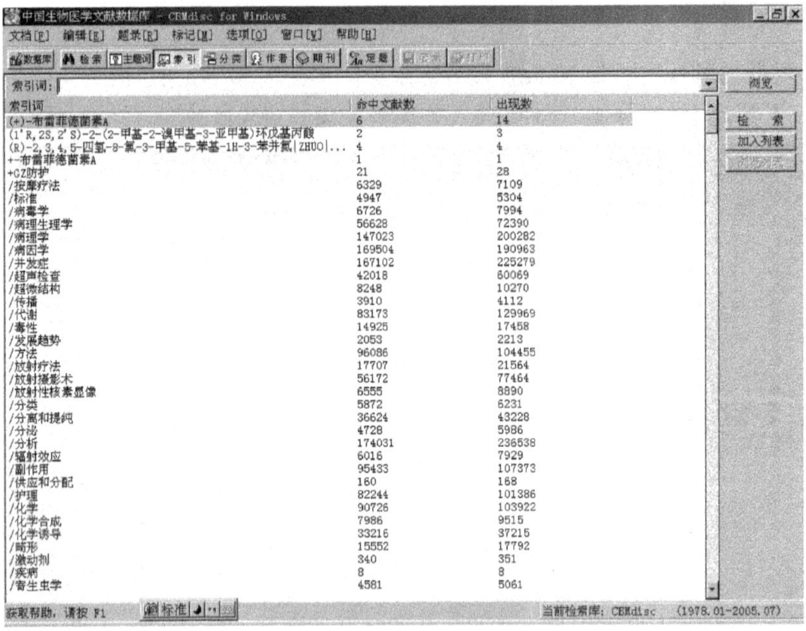

图 11－6　CBMdisc 索引词检索界面

（五）期刊检索

期刊检索是指利用数据库中的期刊索引进行检索。具体操作步骤：

1. 点击工具栏上的“期刊”按钮，即可进入期刊检索窗口（图 11－7）。

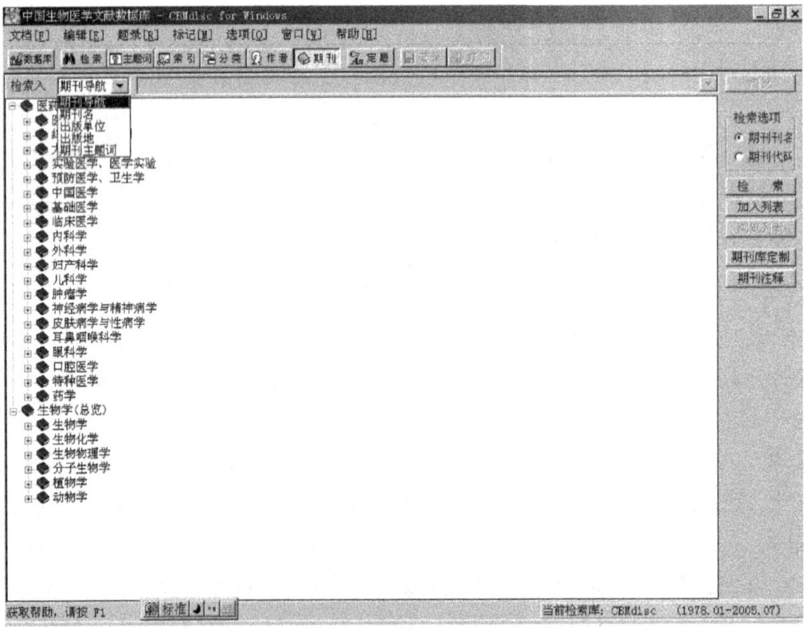

图 11－7　CBMdisc 期刊检索界面

2. 选择检索字段　期刊检索提供“期刊导航”、“期刊名”、“出版单位”、“出版地”及“期刊主题词”四个检索字段可供选择。

3. 在检索词输入框内键入检索词，点击“浏览”按钮，系统显示含有该检索词的期刊列表。

4. 选中相应检索词，选择“期刊名”或“期刊代码”检索，点击“检索”按钮，系统开始检索。多个期刊的检索可以使用“加入列表”按钮。

（六）作者检索

作者检索是指利用数据库中的作者索引进行检索。具体操作步骤：

1. 点击工具栏上的“作者”按钮，即可进入作者检索窗口(图 11-8)。

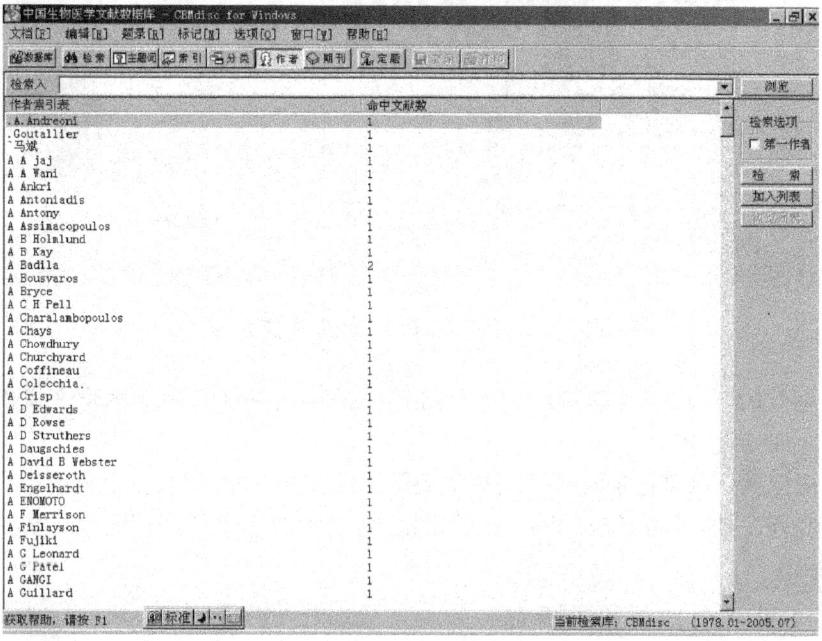

图 11-8 CBMdisc 作者检索界面

2. 在检索词输入框内键入检索词，点击“浏览”按钮，系统显示含有该检索词的作者列表。

3. 选中相应作者名，点击“检索”按钮，系统开始检索。多个作者的检索可以使用“加入列表”按钮。

（七）定题检索(SDI)

定题检索是指定制并跟踪某一课题的最新文献。方法：将制定好的检索策略进行储存，待数据库更新后，即可直接调用原检索策略进行检索。

三、检索结果的处理

点击“检索”按钮后，系统显示检索结果，可以根据需要进行相应操作。

（一）文献记录的显示与标记

1. 显示记录　直接点击“显示结果”按钮，即可浏览检索记录(图 11-9)。此时点击“题

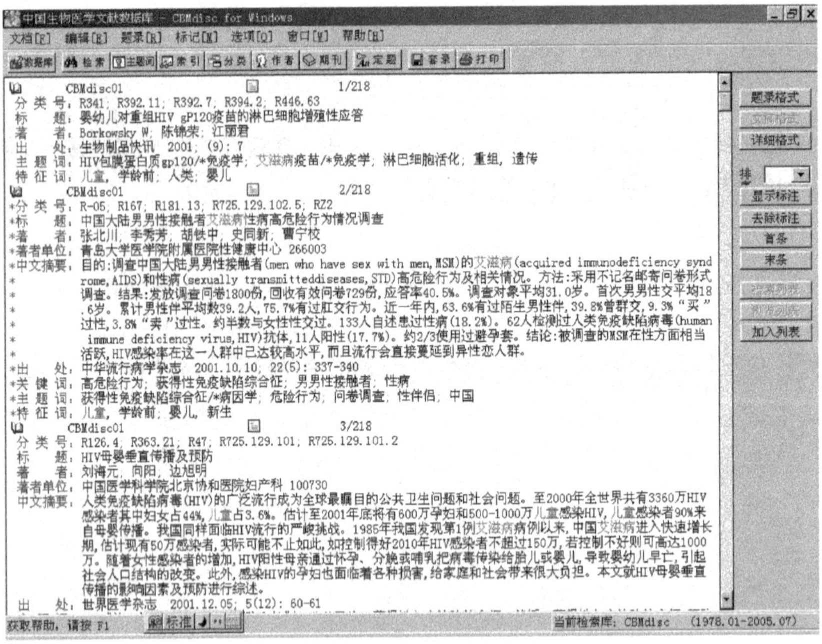

图 11－9　CBMdisc 检索结果显示页面

录格式”按钮，显示的记录为题录形式，若点击“文摘格式”按钮，则显示带文摘的记录形式（部分文献不带有文摘）。

2. 标记记录　浏览记录时若发现命中记录，可以点击每条记录左上角的书形图标进行标记，记录浏览完毕，通过点击“显示标记”按钮，可显示所选定的标记记录。再次点击图标即可去除标记。

（二）文献记录的打印和保存

根据需要，可以对所选定的检索记录进行打印（点击“打印”按钮）或套录（点击“套录”按钮）。在打印或套录之前，可以通过设置“套录参数”和“打印参数”选择记录范围和字段项。

（三）原文索取

在记录显示窗口，点击每条记录上方的方形图标，系统即自动链接至维普全文数据库，显示该记录的文献全文，并可以进行打印或保存。

第二节　中文生物医学期刊文献数据库（CMCC）

一、概述

CMCC 是由解放军医学图书馆研制开发的文摘目录型数据库，收录了自 1994 年以来 1 400余种生物医学期刊，约 270 余万条文献记录，并以每年 30 万条的速度递增，更新周期为半年。

CMCC 收录了基础医学、临床医学、预防医学、医学生物学、中医药学、药学、医院管理、医学信息学等相关信息。

CMCC 有光盘版、网络版，还可以通过 Internet 进行检索（http://www.jkchacha.com）。

二、检索途径及使用方法

（一）自由词检索

1. 进入 CMCC 后的默认界面即是自由词检索界面（图 11－10），在其他检索窗口时可点击工具栏上的“自由词”按钮，进入自由词检索界面。

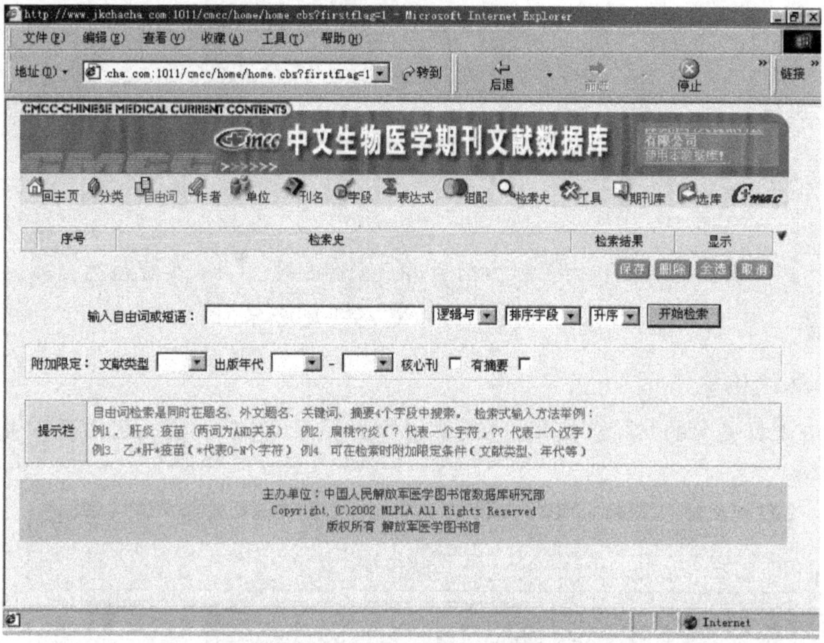

图 11－10 CMCC 自由词检索界面

2. 在检索词输入框内键入检索词，点击“开始检索”按钮，便可以同时在题名、外文题名、关键词和文摘 4 个字段中进行检索。

3. 当需要输入多个检索词时，允许使用逻辑运算符（AND、OR、NOT）和通配符“?”、“*”。

4. 可以对文献类型、出版年代、核心期刊和是否带有文摘进行附加限定，以缩小检索范围。

（二）作者检索

1. 点击工具栏上的“作者”按钮，进入作者检索界面（图 11－11），可以选择“精确”或“包含”检索方式。

2. 输入作者姓名，点击“开始检索”，系统开始检索。

3. 可以同时输入多个作者（姓名之间加空格）进行检索。

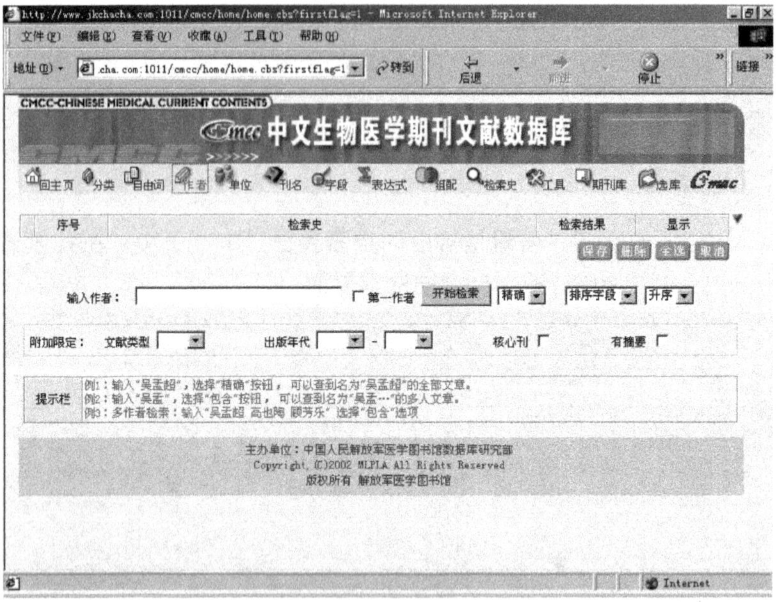

图 11－11　CMCC 作者检索界面

（三）单位检索

1. 点击工具栏上的“单位”按钮，进入单位检索界面(图 11－12)，CMCC 只提供第一作者的单位名称。

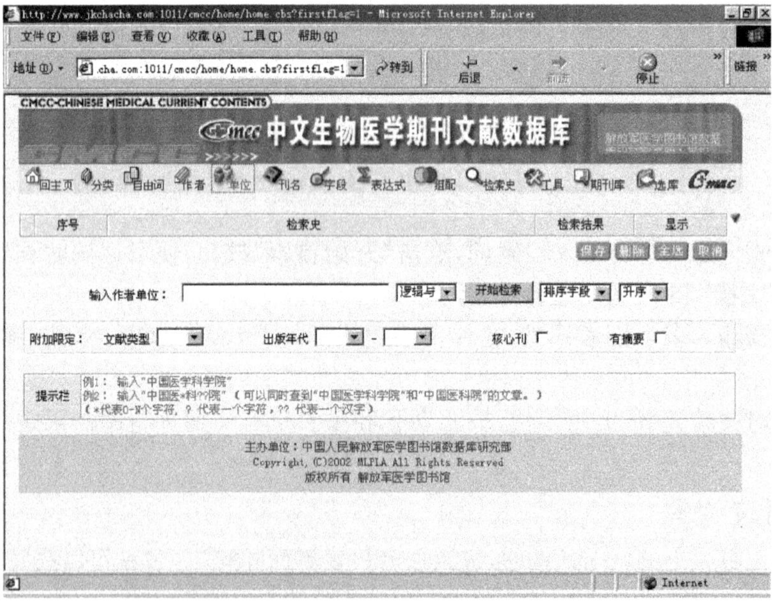

图 11－12　CMCC 单位检索界面

2. 输入单位名称，点击“开始检索”，系统即开始检索。

3. 为避免漏检，应同时使用单位全称和简称进行检索。

（四）刊名检索

1. 点击工具栏上的“刊名”按钮，进入刊名检索界面(如图 11－13)。

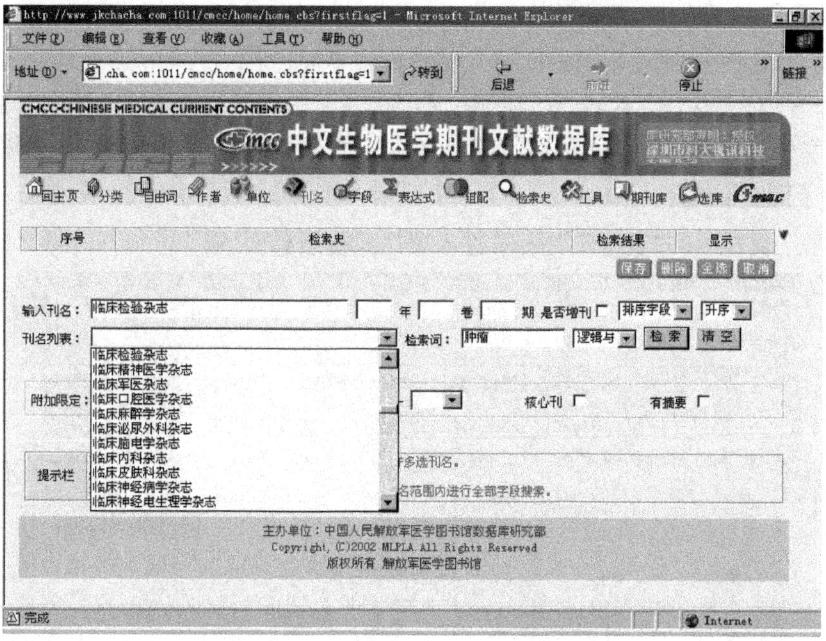

图 11－13　CMCC 刊名检索界面

2. 直接输入一种或多种期刊名称，或通过刊名列表选择期刊名称，限定好期刊的年、卷、期号后，点击“开始检索”，系统即显示这些期刊收录的全部文献。

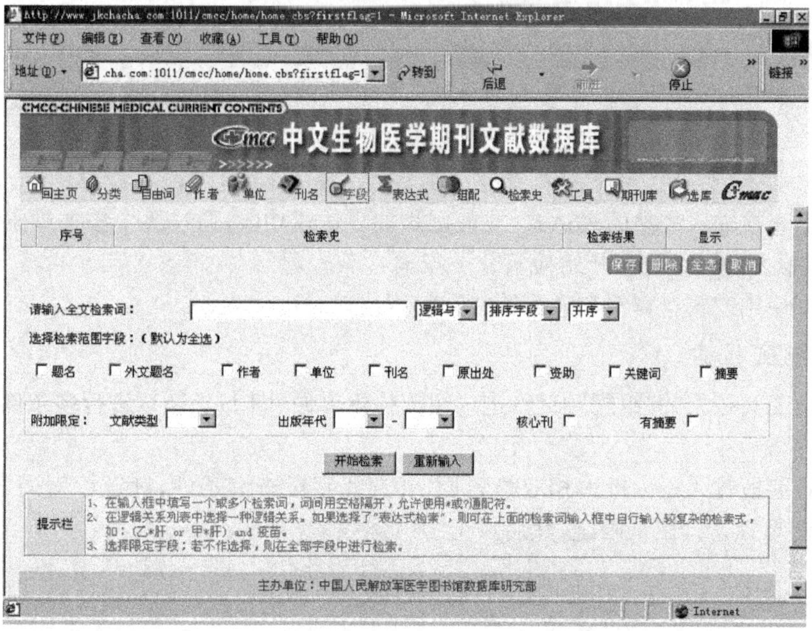

图 11－14　CMCC 字段检索界面

3. 如输入期刊名称的同时，键入相关检索词，系统则显示在该期刊上发表的与该检索词内容相关的文献。

（五）字段检索

1. 点击工具栏上的“字段”按钮，进入字段检索界面（图 11－14）。

2. 输入一个或多个检索词（允许使用通配符“?”、“＊”），并确定检索词之间的逻辑关系，最后选择限定字段，如果不作选择，即在全部字段中检索，完成后点击“开始检索”。

（六）表达式检索

1. 点击工具栏上的“表达式”按钮，进入表达式检索界面（图 11－15）。

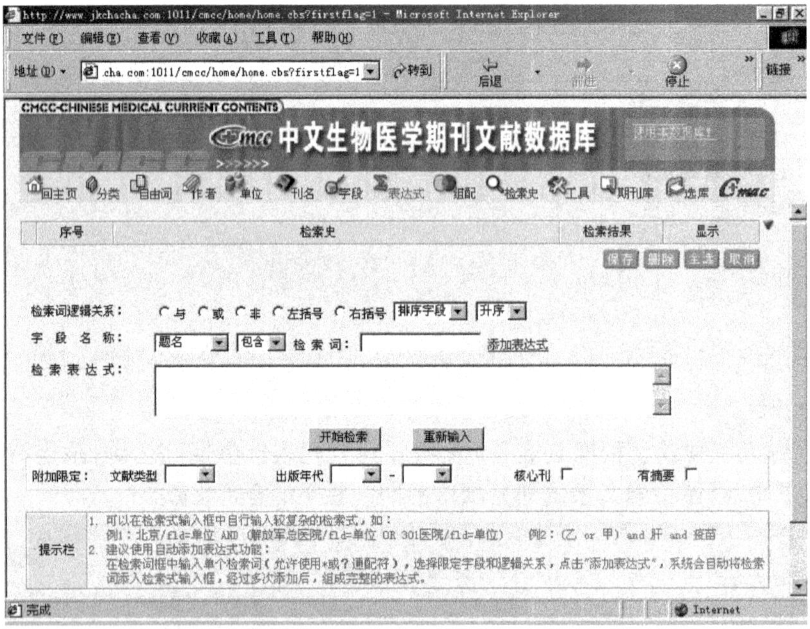

图 11－15　CMCC 表达式检索界面

2. 可以直接输入完整的表达式，或使用添加表达式功能，通过逐个添加检索词，完成整个表达式的输入，然后点击“开始检索”。

3. 允许使用逻辑运算符和通配符“?”、“＊”。

（七）组配检索

1. 点击工具栏上的“组配”按钮，进入组配检索界面（图 11－16），进行多条件、多检索词组合检索。

2. 在各字段输入框内键入相应检索词，并选择字段查询条件，确定检索词之间的逻辑关系，需要时可以选择附加限定，然后点击“开始检索”。

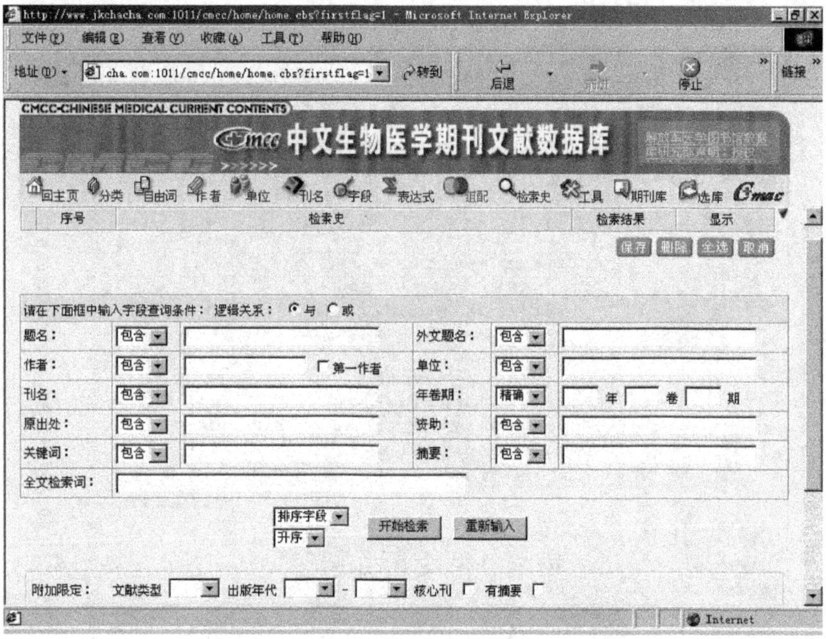

图 11 - 16　CMCC 组配检索界面

（八）检索史组合检索

1. 点击工具栏上的“检索史”按钮，进入检索史组合检索界面(图 11 - 17)，对使用过的检索史再进行各种逻辑组合运算。

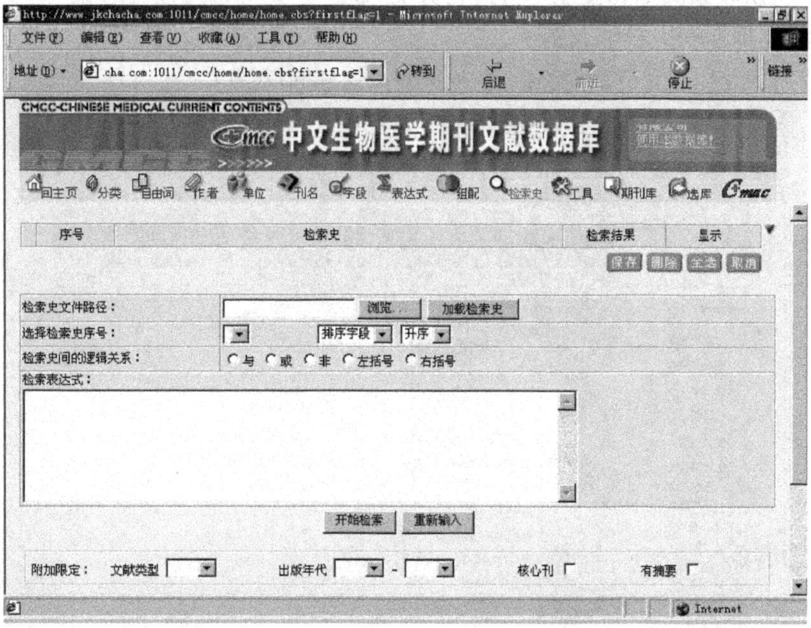

图 11 - 17　CMCC 检索史组合检索界面

2. 点击右上角的三角图标，即可显示所有检索史(图 11－18)。

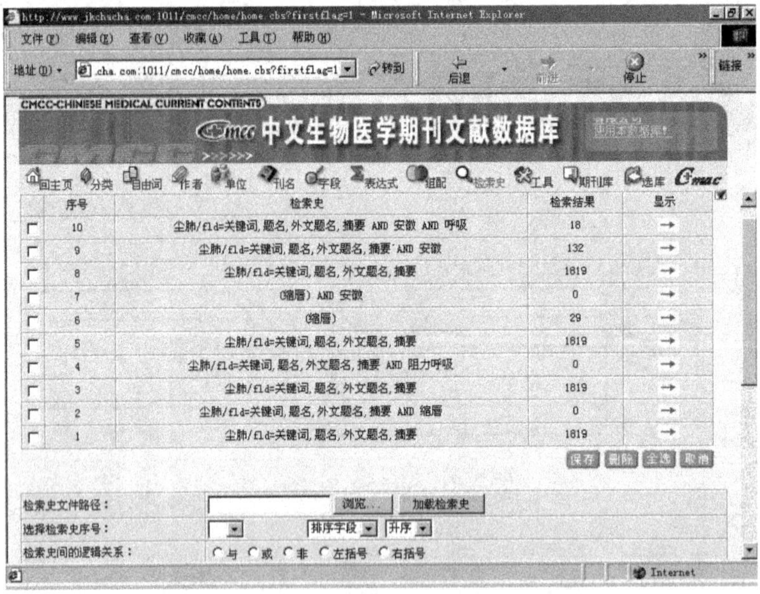

图 11－18　CMCC 检索史显示页面

3. 选择检索史序号，并确定检索史之间的逻辑关系，完成检索表达式后点击“开始检索”。

4. 对于以往保存过的检索史，可以通过点击“浏览”和“加载检索史”直接调用。

(九) 分类检索与期刊库检索

CMCC 将所收录的期刊按照学科进行分类，通过分类检索可以查看某一学科包含的期刊，进而选择某种期刊进行整刊浏览。

1. 点击工具栏上的“分类”按钮，进入分类检索界面(图 11－19)。

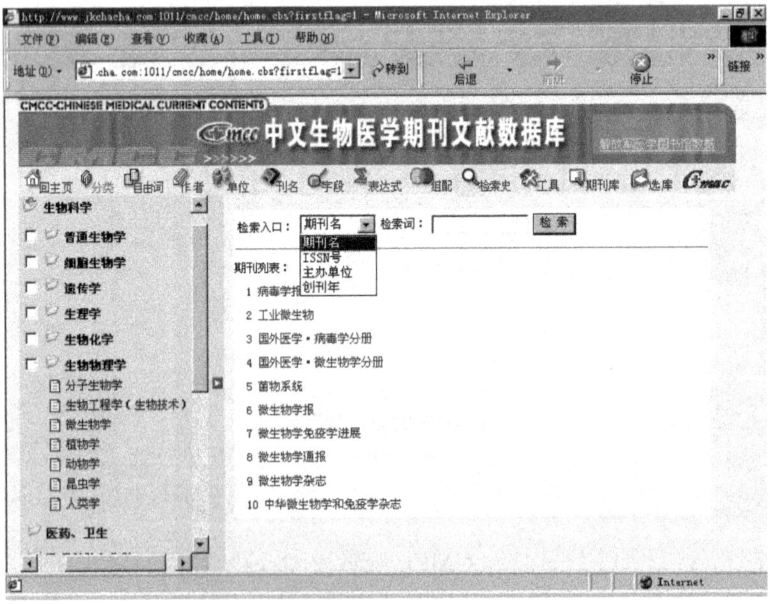

图 11－19　CMCC 分类检索界面

2. 选择检索字段后，输入检索词，点击“检索”即可查询到包含该检索词的所有期刊；或点击左侧的类目，右侧窗口即显示该类目下的期刊列表，点击期刊名称，即可显示该期刊的相关信息(图 11－20)。

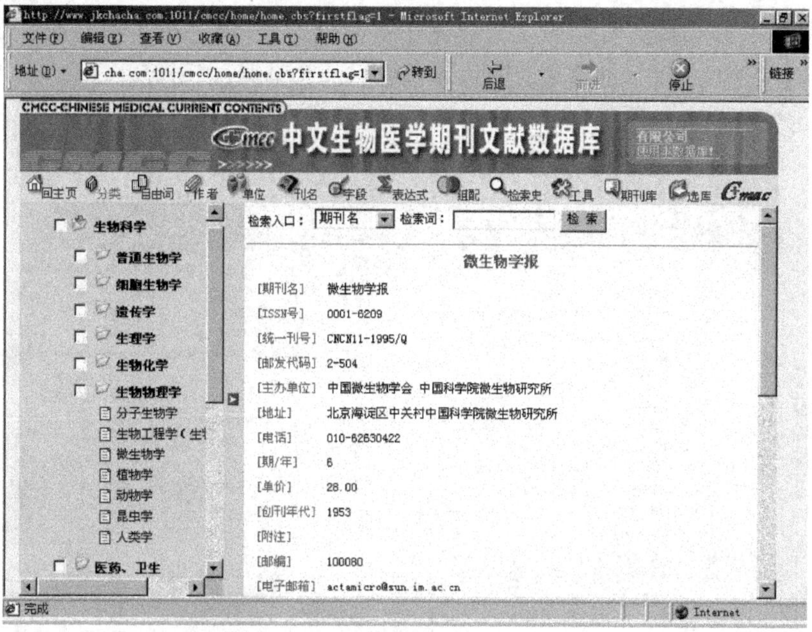

图 11－20　CMCC 期刊信息显示页面

3. CMCC 期刊库存放了数据库收录的全部期刊目录。点击工具栏上的“期刊库”按钮进入期刊库检索，可以查看期刊的相关信息和被 CMCC 收录的情况(图 11－21)。

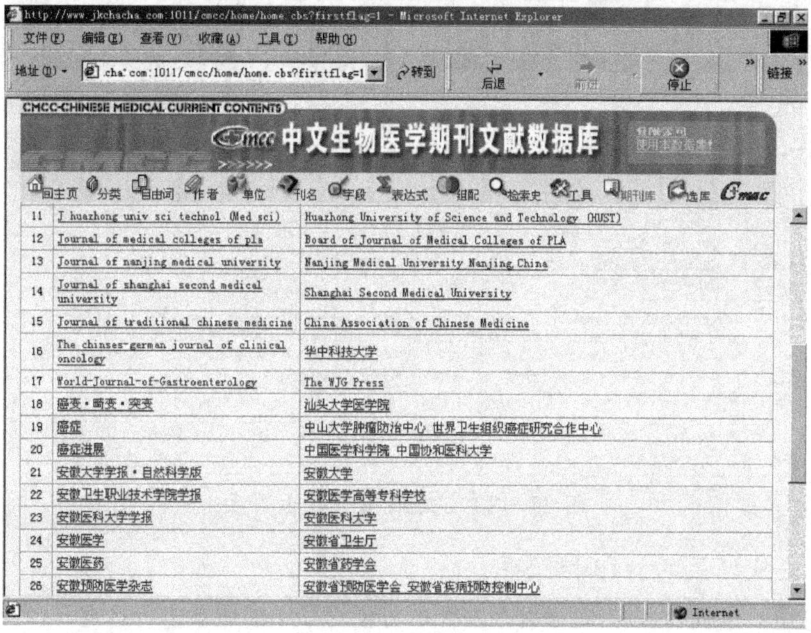

图 11－21　CMCC 期刊库显示页面

三、检索结果的处理

（一）浏览文献记录

在检索结果显示界面（图 11－22），逐条浏览文献记录，点击每条记录即可显示该篇文献的详细信息（图 11－23），如篇名、作者、单位、出处、关键词、摘要等。

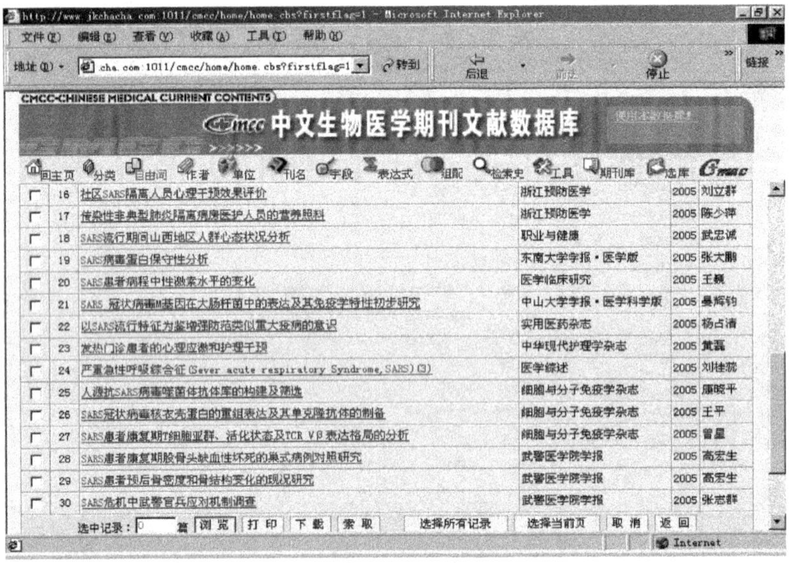

图 11－22 CMCC 检索结果显示页面

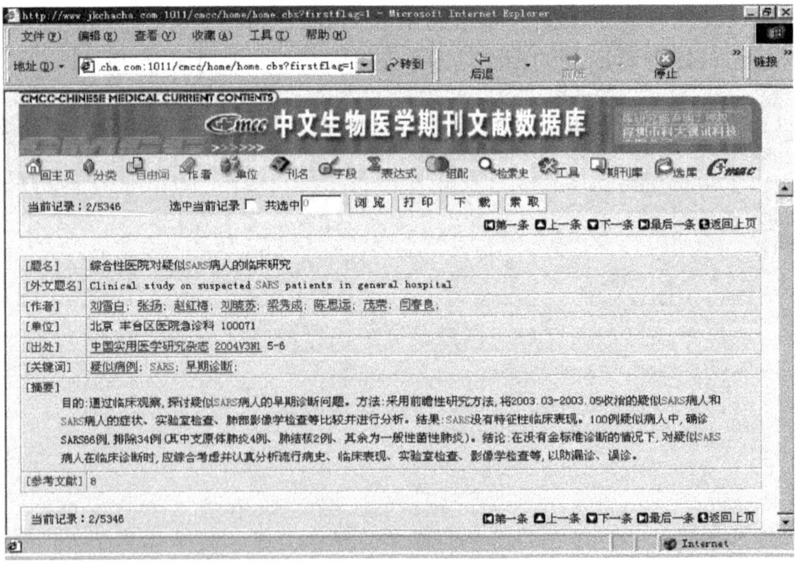

图 11－23 文献信息显示页面

（二）文献记录的打印和保存

在浏览记录过程中，点击每条题录左侧的方框对命中的题录进行选定，然后点击“打印”或“下载”按钮，即可对已经选定的所有题录进行打印或保存。

第三节　CHKD 期刊全文数据库

一、概述

中国医院知识仓库(CHKD)(http://www.chkd.cnki.net)是清华同方光盘股份有限公司继“中国期刊全文数据库”之后，专门针对医药卫生专业开发的知识资源库(图 11-24)，包括“CHKD 期刊全文数据库”、“CHKD 优秀博硕士学位论文全文数据库”、“CHKD 重要会议论文全文数据库”和“CHKD 重要报纸全文数据库”。本节着重介绍其中的“CHKD 期刊全文数据库”。

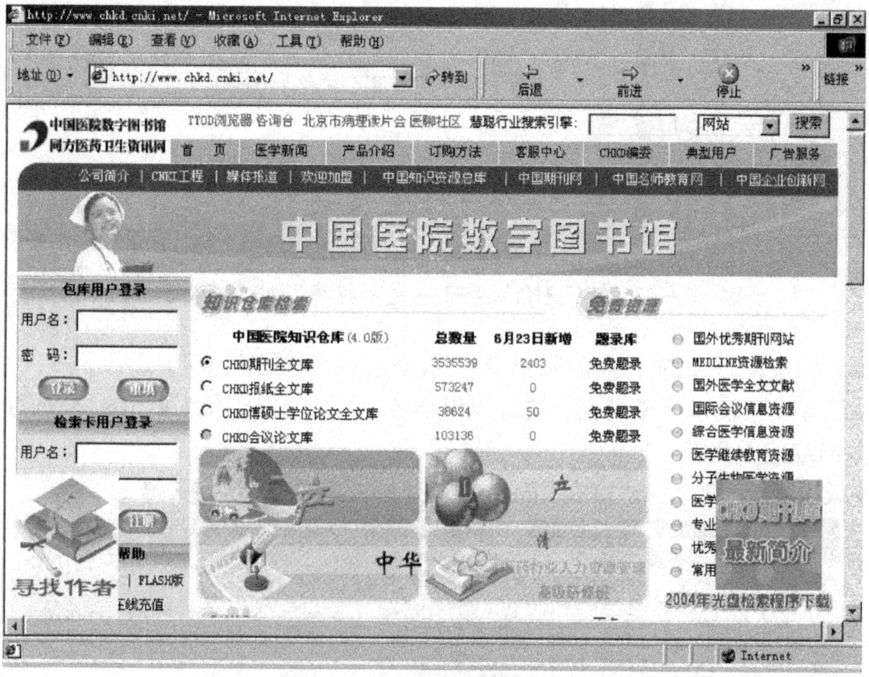

图 11-24　CHKD 主界面

“CHKD 期刊全文数据库”收录了自 1994 年以来的 1 200 多种生物医学期刊的文献全文 330 多万篇，涉及的内容包括医院管理、医疗设备、基础医学、临床医学、预防保健、中医中药及医药卫生等相关学科。

“CHKD 期刊全文数据库”的使用方式有三种：购置光盘、设立镜像站点和网上包库。

二、检索途径及使用方法

(一) 初级检索

又称为字段检索，是进入系统后的默认检索界面(图 11-25)，具体操作步骤如下：

1. 选择字段　在字段下拉框内选择检索字段，如主题词、分类号、关键词、篇名、作者、机构等等。

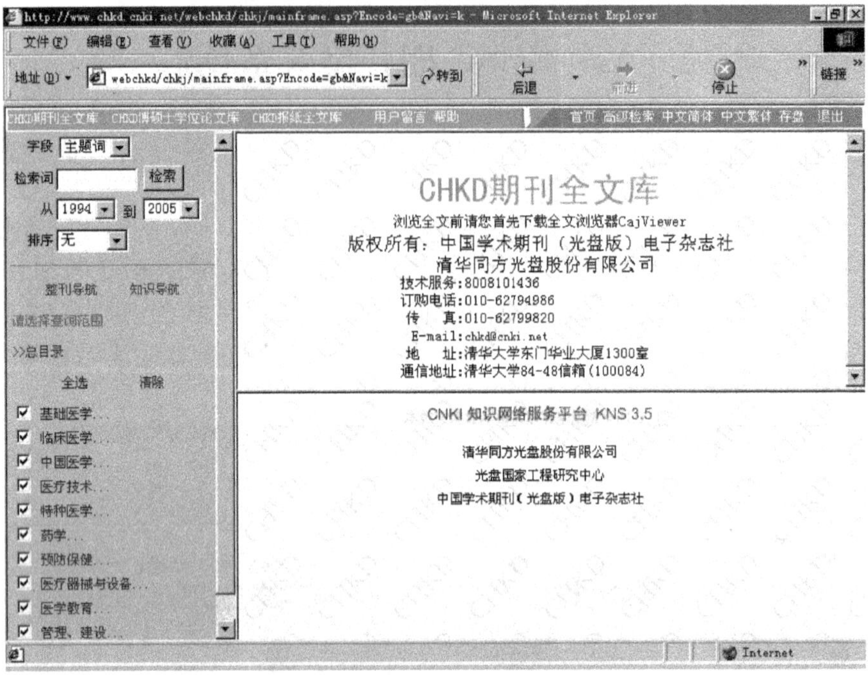

图 11－25　“CHKD 期刊全文数据库”初级检索界面

2. 输入检索词，并确定检索时间范围和文献记录排列顺序。

3. 匹配导航系统　选择整刊导航或知识导航，并通过点击总目录下的“全选”或相应目录标记框，确定检索范围。

4. 完成上述选项后点击“检索”按钮，系统开始检索并显示结果(图 11－26)。

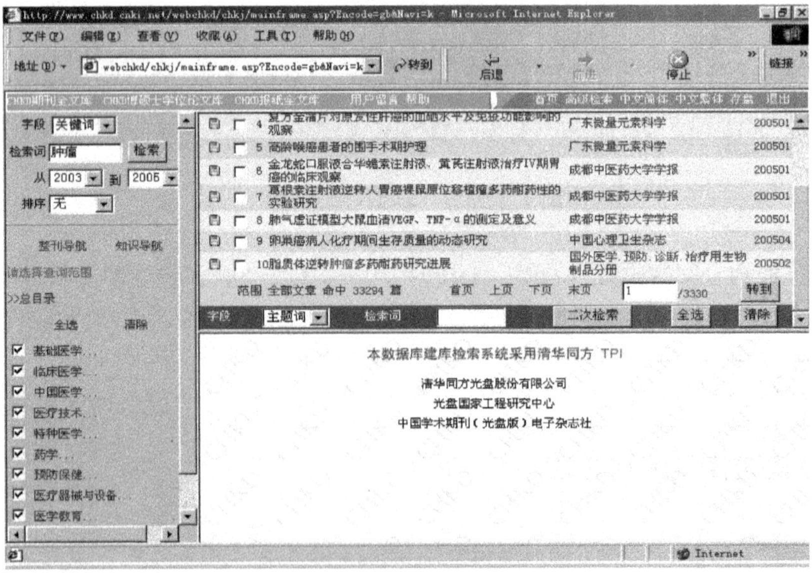

图 11－26　“CHKD 期刊全文数据库”初级检索结果显示页面

5. 二次检索　检索结果在右侧窗口显示，此时，可以通过再次选择检索字段、输入检索词，确定在全部检索结果或部分检索结果中进行二次检索。该操作可以反复进行，直到达到检索目的为止。

6. 提示　当选择主题词字段检索时，系统可以自动显示所输入主题词的树状结构，此时，可以进行扩展检索（包括下位词）或本位词检索（仅检索该主题词）。

（二）高级检索

是指使用逻辑运算符进行多个检索字段、多个检索词的组合检索。具体操作步骤：

1. 在初级检索界面，点击顶端导航栏上的“高级检索”，便进入高级检索窗口（图 11－27）。

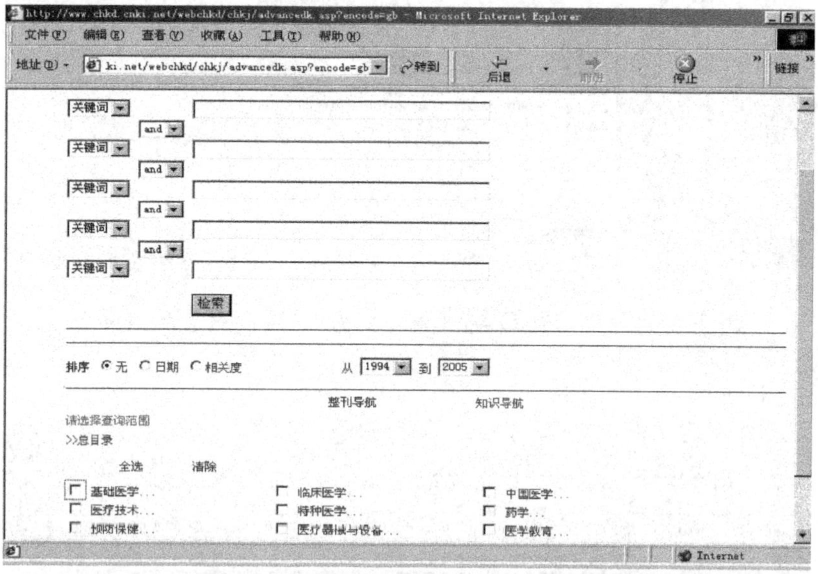

图 11－27　“CHKD 期刊全文数据库”高级检索界面

2. 在各字段下拉窗口选择检索字段，输入相应检索词，并确定检索词之间的逻辑关系，选定检索年限，匹配相应的导航系统，选定检索范围。

3. 完成上述选项后，点击“检索”按钮，系统开始检索。

三、检索结果的处理

（一）浏览文献记录

在检索结果显示界面（图 11－28），逐条浏览文献记录，点击每条记录即可在右下窗口显示该篇文献的详细信息，如篇名、作者、刊名、机构、关键词、摘要等。

（二）显示及下载全文

点击文献记录左侧的软盘图标，或点击每条记录详细信息窗口右侧的“CAJ 原文下载”或“PDF 原文下载”，即可显示或下载文献原文。

（三）文献记录的打印和保存

在浏览记录过程中，对命中的文献题录进行选定，然后点击顶端导航栏上的“存盘”，系统即弹出“保存列表”窗口，显示已经选定的所有题录，可以对这些题录进行打

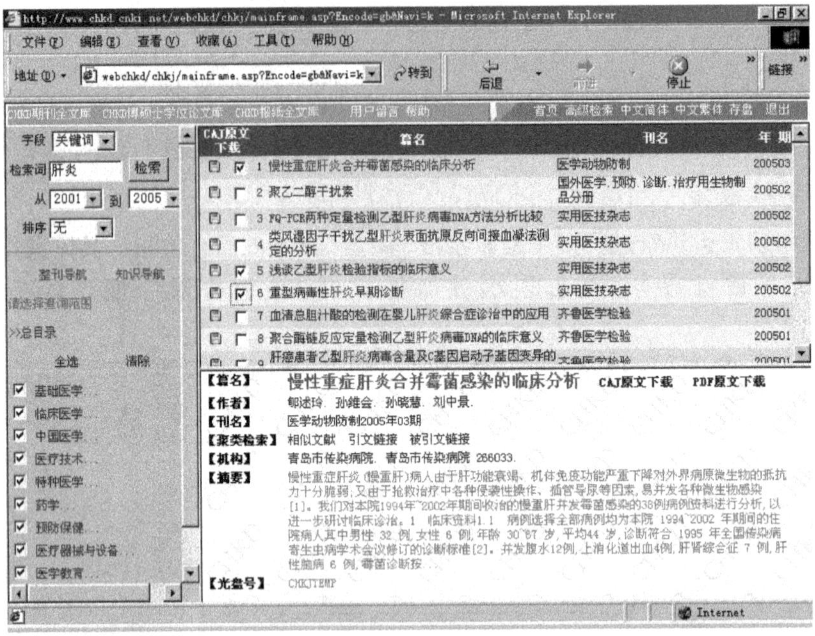

图 11-28 “CHKD 期刊全文数据库”检索结果显示页面

印或保存(图 11-29)。

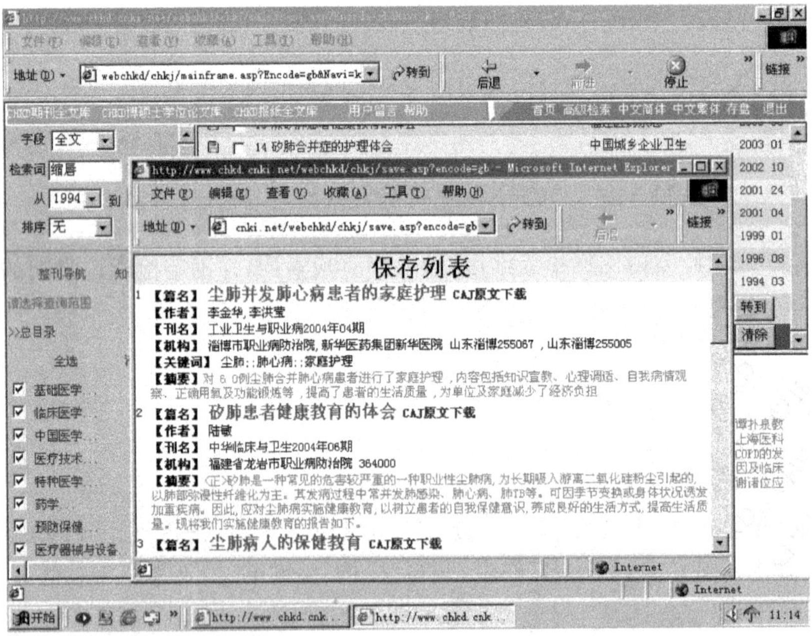
webchkd/chkj/mainframe.asp?Encode=gb&Navi=k 转到
字段 全文
检索词 缩唇
从 1994 到
排序 无
14 矽肺合并症的护理体会 中国城乡企业卫生 2003 01
http://www.chkd.cnki.net/webchkd/chkj/save.asp?encode=gb - Microsoft Internet Explorer
cnki.net/webchkd/chkj/save.asp?encode=gb 转到
保存列表
【篇名】 尘肺并发肺心病患者的家庭护理 CAJ原文下载
【作者】 李金华,李洪莹
【刊名】 工业卫生与职业病2004年04期
【机构】 淄博市职业病防治院,新华医药集团新华医院 山东淄博255067,山东淄博255005
【关键词】 尘肺;;肺心病;;家庭护理
【篇名】 矽肺患者健康教育的体会 CAJ原文下载
【作者】 陆敏
【刊名】 中华临床与卫生2004年06期
【机构】 福建省龙岩市职业病防治院 364000
【篇名】 尘肺病人的保健教育 CAJ原文下载
开始 11:14

图 11-29 “CHKD 期刊全文数据库”保存列表窗口

第四节　维普医药信息资源系统之“中文期刊知识库”

一、概述

维普医药信息资源系统(VMIS)(http://vmis.cqvip.com),是由重庆维普资讯公司新近推出的医药专业信息检索系统(图 11-30)。它分为:“中文期刊知识库”、“外文期刊知识库”和“报纸知识库”共三个基础知识库以及其他扩展库。其使用方式有设立镜像站点和网上包库两种。本节着重介绍其中的“中文期刊知识库”。

“中文期刊知识库”收录了自 1989 年至今,我国医学类、生物类专业期刊 1 400 多种,相关行业期刊 860 多种,文献总量达 300 多万篇,每年新增文献近 40 万篇。

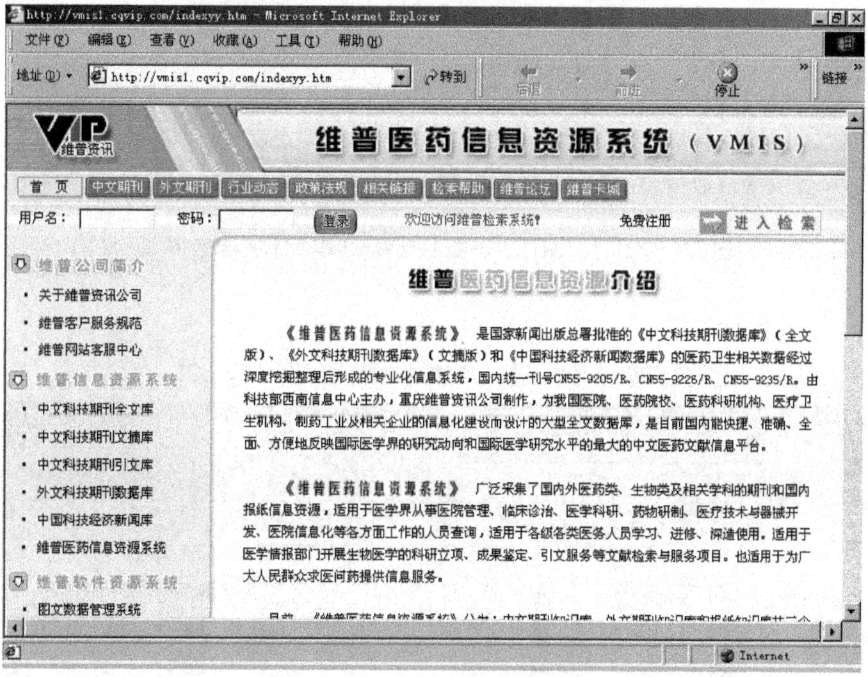

图 11-30　VMIS 主界面

二、检索途径及使用方法

点击“维普医药信息资源系统”主页面顶端导航栏上的“中文期刊”,即可进入“中文期刊知识库”,其主要检索途径有:

(一) 简单检索

1. 打开“中文期刊知识库”的页面,就进入了简单检索的界面(图 11-31)。
2. 选择学科范围、检索年限和检索字段后,在检索词输入框内键入检索词。
3. 点击“搜索”按钮,系统开始检索。

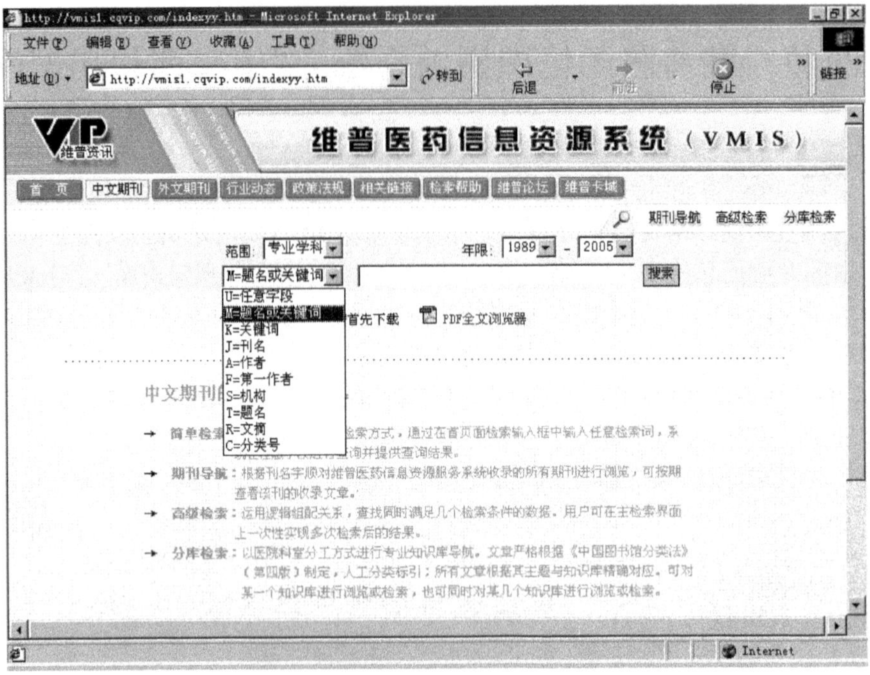

图 11-31　VMIS“中文期刊知识库”简单检索界面

（二）高级检索

1. 点击主页面上的“高级检索”，进入高级检索界面(图 11-32)。

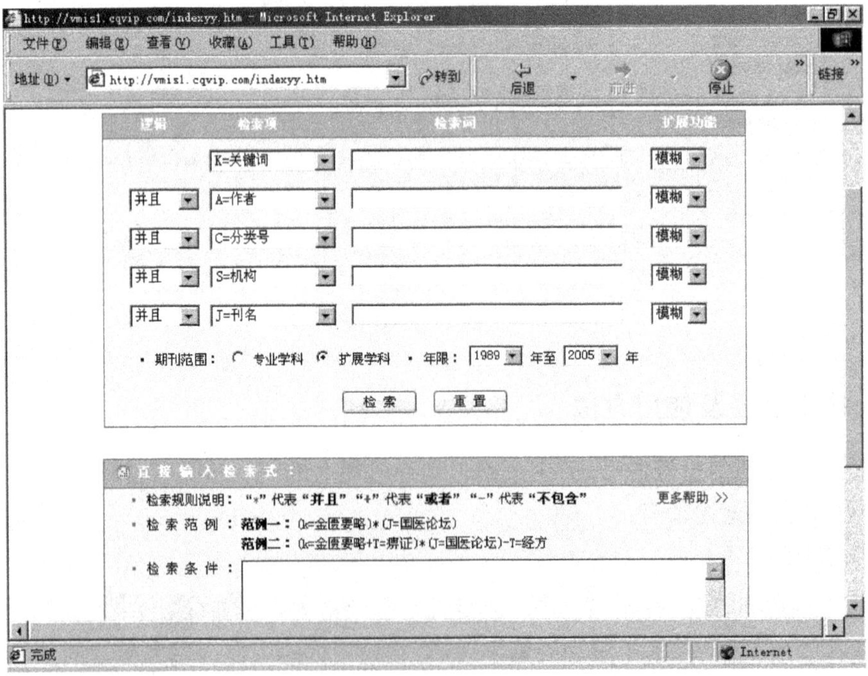

图 11-32　VMIS“中文期刊知识库”高级检索界面

2. 在各字段下拉窗口选择检索字段，输入相应检索词，并确定“模糊”或“精确”，以及检索词之间的逻辑关系，并选定学科范围和检索年限；或者在下面的方框内直接输入检索表达式。

3. 完成上述选项后，点击“检索”按钮，系统开始检索。

（三）整刊检索

1. 点击主页面上的“期刊导航”，进入整刊检索界面(图 11 - 33)。

2. 期刊查询：方法一：按字顺浏览系统所收录的所有期刊，点击需查询的期刊名称；方法二：选择“刊名”、“ISSN”或“CN”字段后，直接在检索词输入框内键入需查询的期刊名称、国际刊号或国内统一刊号，点击“查询”按钮，系统开始检索。

3. 检索结果显示了所查询期刊的详细信息，通过输入检索词便可查找该期刊收录的相关文献，也可以选择浏览其中某一年、某一期收录的全部文献。

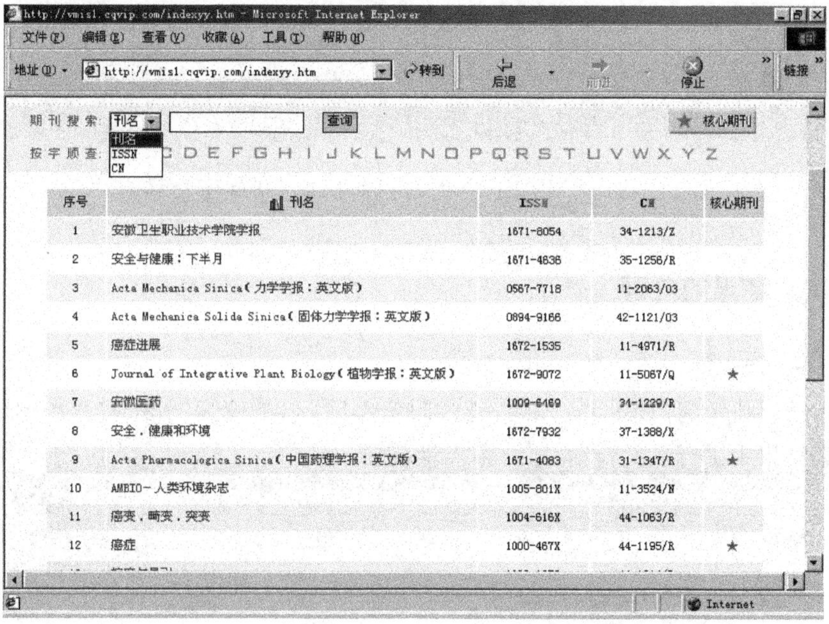
http://vmis1.cqvip.com/indexyy.htm - Microsoft Internet Explorer
文件(F) 编辑(E) 查看(V) 收藏(A) 工具(T) 帮助(H)
地址(D) http://vmis1.cqvip.com/indexyy.htm 转到
后退 前进 停止 链接
期刊搜索: 刊名 查询 核心期刊
刊名 ISSN CN
按字顺查: C D E F G H I J K L M N O P Q R S T U V W X Y Z
序号 刊名 ISSN CN 核心期刊
1 安徽卫生职业技术学院学报 1671-8054 34-1213/Z
2 安全与健康：下半月 1671-4838 35-1256/R
3 Acta Mechanica Sinica（力学学报：英文版） 0567-7718 11-2063/03
4 Acta Mechanica Solida Sinica（固体力学学报：英文版） 0894-9166 42-1121/03
5 癌症进展 1672-1535 11-4971/R
6 Journal of Integrative Plant Biology（植物学报：英文版） 1672-9072 11-5067/Q ★
7 安徽医药 1009-6469 34-1229/R
8 安全，健康和环境 1672-7932 37-1388/X
9 Acta Pharmacologica Sinica（中国药理学报：英文版） 1671-4083 31-1347/R ★
10 AMBIO-人类环境杂志 1005-801X 11-3524/N
11 癌变，畸变，突变 1004-616X 44-1063/R
12 癌症 1000-467X 44-1195/R ★
Internet

图 11 - 33 VMIS“中文期刊知识库”整刊检索界面

（四）分库检索

1. 点击主页面上的“分库检索”，进入分库检索界面(图 11 - 34)。

2. 页面上分列出 21 个知识库，可以通过点击各知识库前的“检索”按钮或相应的知识库名称进行单库检索；也可以钩选各知识库前的标记方框，进行多库检索，最多可以同时检索 4 个知识库。

3. 确定检索年限、选择检索字段后，输入检索词，点击“搜索”，系统开始检索。

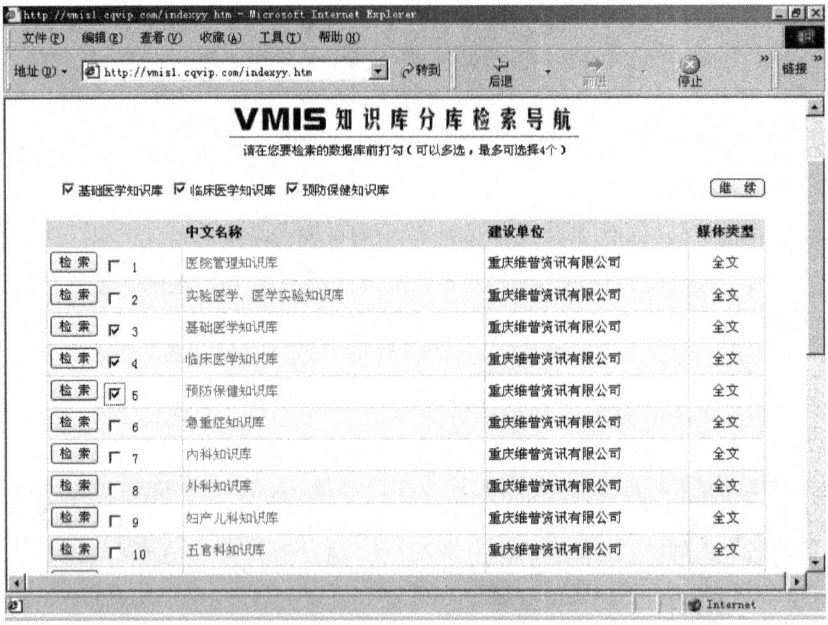

http://vmisl.cqvip.com/indexyy.htm - Microsoft Internet Explorer
文件(F) 编辑(E) 查看(V) 收藏(A) 工具(T) 帮助(H)
地址(D) http://vmisl.cqvip.com/indexyy.htm 转到
后退 前进 停止 链接
VMIS 知识库分库检索导航
请在您要检索的数据库前打勾（可以多选，最多可选择4个）
基础医学知识库 临床医学知识库 预防保健知识库
继 续
中文名称 建设单位 媒体类型
检索 1 医院管理知识库 重庆维普资讯有限公司 全文
检索 2 实验医学、医学实验知识库 重庆维普资讯有限公司 全文
检索 3 基础医学知识库 重庆维普资讯有限公司 全文
检索 4 临床医学知识库 重庆维普资讯有限公司 全文
检索 5 预防保健知识库 重庆维普资讯有限公司 全文
检索 6 急重症知识库 重庆维普资讯有限公司 全文
检索 7 内科知识库 重庆维普资讯有限公司 全文
检索 8 外科知识库 重庆维普资讯有限公司 全文
检索 9 妇产儿科知识库 重庆维普资讯有限公司 全文
检索 10 五官科知识库 重庆维普资讯有限公司 全文
Internet

图 11-34 VMIS“中文期刊知识库”分库检索界面

三、检索结果的处理

（一）二次检索

在检索结果显示窗口(图 11-35)，通过限定年限，选择检索字段，输入检索词，可以在上一次检索结果中进行二次检索，以缩小检索范围。

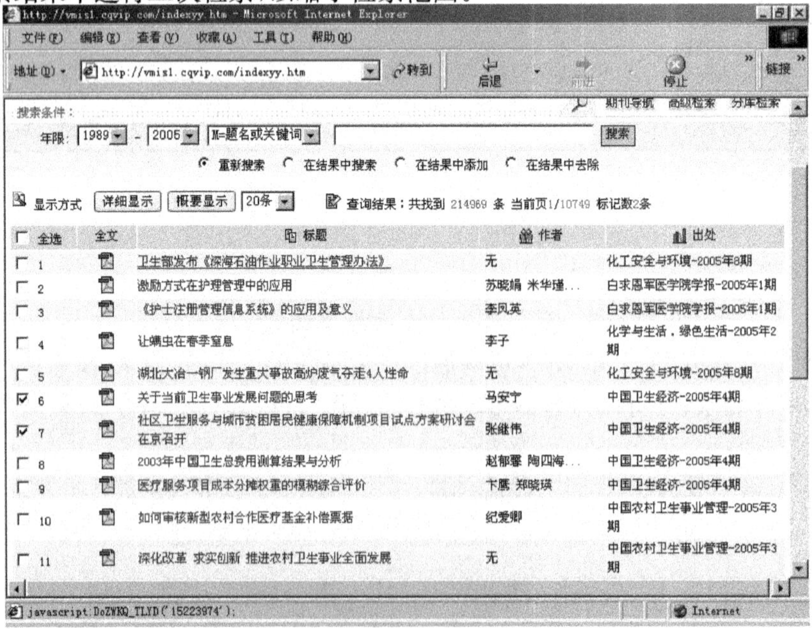

图 11-35 VMIS“中文期刊知识库”检索结果显示页面

（二）浏览文献记录

逐条浏览文献记录，点击每条记录即可显示该篇文献的详细信息（图 11－36），如篇名、作者、刊名、机构、关键词、摘要等。

（三）显示及下载全文

点击文献记录左侧的“全文”图标，或点击每条记录详细信息窗口右侧的“PDF 全文下载”，即可显示或下载文献全文。

（四）文献记录的打印和保存

在浏览记录过程中，对命中的文献题录进行选定，然后点击左下端的“下载题录”，便可以对这些题录进行打印或保存。

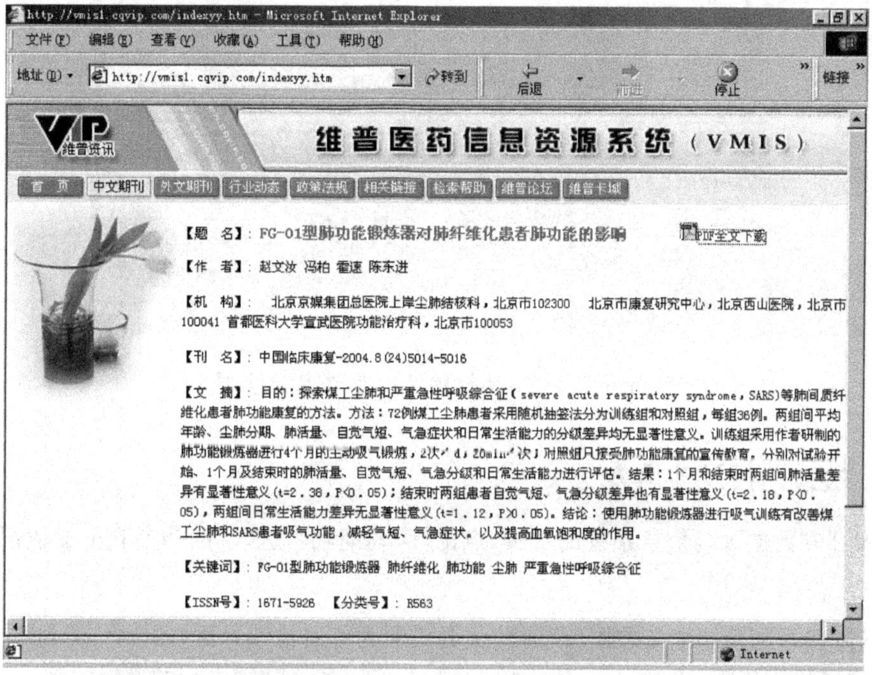

图 11－36　VMIS“中文期刊知识库”文献详细信息页面

第五节　万方数据医药信息系统之“医药期刊全文数据库”

一、概述

万方数据医药信息系统（http://med.wanfangdata.com.cn）是由万方数据股份有限公司研发的个性化专业信息系统，包括“医药期刊”、“引文分析”、“学位论文”、“会议论文”、“法规全文”、“成果专利”、“中外标准”、“企业机构”、“参考数据库”、“医药咨询”、“医药信息指南”和“动态信息”12 个栏目，共 18 个数据库（图 11－37）。本节着重介绍其中的“医药期刊全文数据库”。

《医药期刊全文数据库》收录了1998年至今的中国医药科技核心期刊及部分其他期刊，总量达840余种，内容涵盖生物、医药、科研管理、图书情报及档案学、自动化与计算机技术和部分其他学科。网上数据每周更新，镜像用户每月更新。

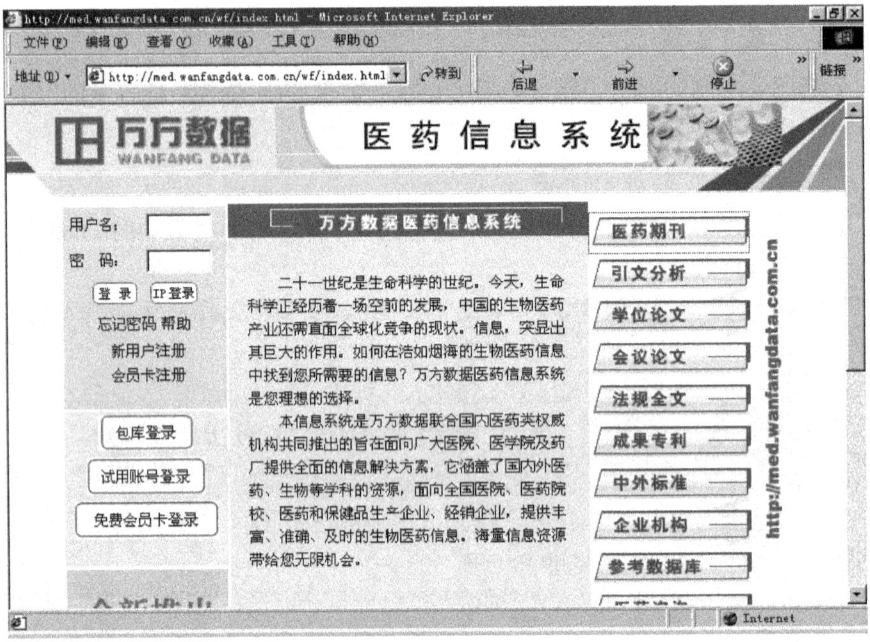

图11-37　万方数据医药信息系统主界面

二、检索途径及使用方法

进入万方数据医药信息系统的主页，点击“医药期刊”，进入“医药期刊全文数据库”。

(一) 普通检索

1. 进入“医药期刊全文数据库”的默认页面即为普通检索界面(图11-38)。

2. 选择检索年限、检索字段，输入检索词，并确定各检索词之间的逻辑关系。

3. 选择检索范围，系统默认的是“在全部文献范围内检索”；如点击“在以下分类中检索”，则需在下方的学科分类表中进行选择。

4. 完成上述选项，点击“检索”，系统开始检索。

(二) 专业检索

1. 专业检索又称高级检索，点击数据库主页面上的“专业检索”，输入用户名和密码，进入专业检索界面(图11-39)。

2. 在检索式编辑区输入检索词建立检索表达式，检索运算符的使用可参照语法说明，字段代码可在数据库结构框中查找。

3. 专业检索支持布尔逻辑符检索、相邻检索、截断检索、同字段检索、同句检索和位置检索等全文检索技术，其表达式书写规则参见“检索帮助”。

4. 完成检索表达式以后，点击“提交检索式”按钮，系统会按此检索表达式进行检索。

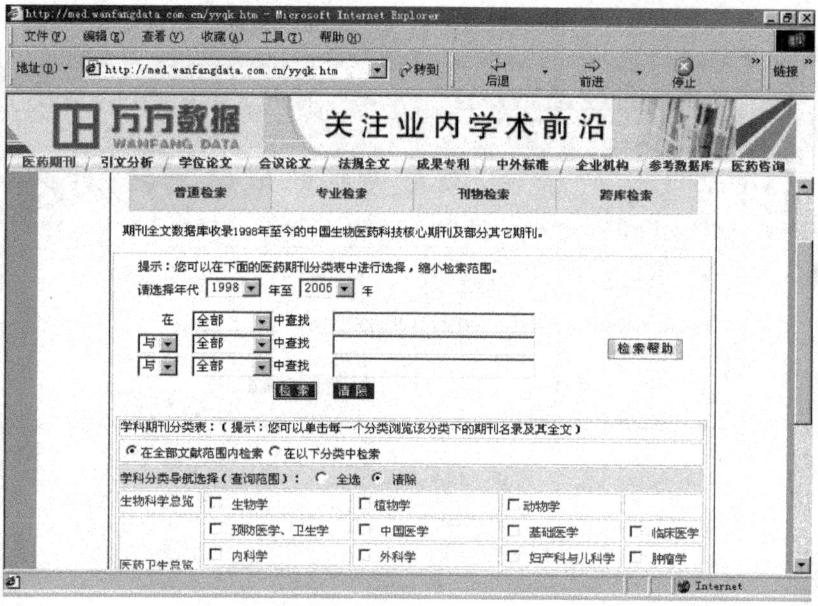

图 11-38　万方“医药期刊全文数据库”普通检索界面

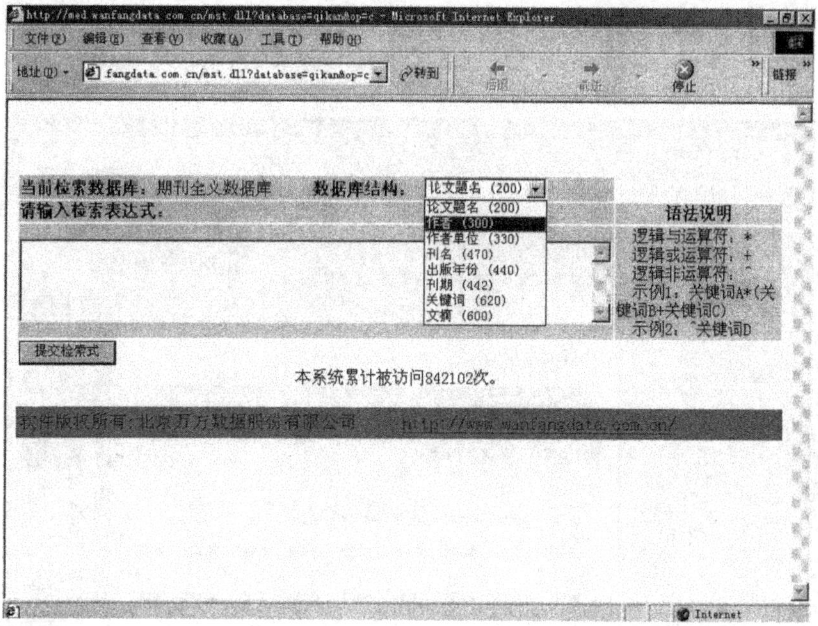

图 11-39　万方“医药期刊全文数据库”专业检索界面

（三）刊物检索

1. 点击数据库主页面上方的“刊物检索”，进入刊物检索界面(图 11-40)。

2. 期刊查询　方法一：直接输入需要查询的期刊名称或期刊主办机构名称，点击“刊物检索”按钮；方法二：在“学科期刊分类表”中点击需查询期刊的学科分类名称，浏览查询。

3. 点击查询到的期刊名称，系统显示该期刊的详细信息，并可选择浏览各年度期刊全文(图 11－41)。

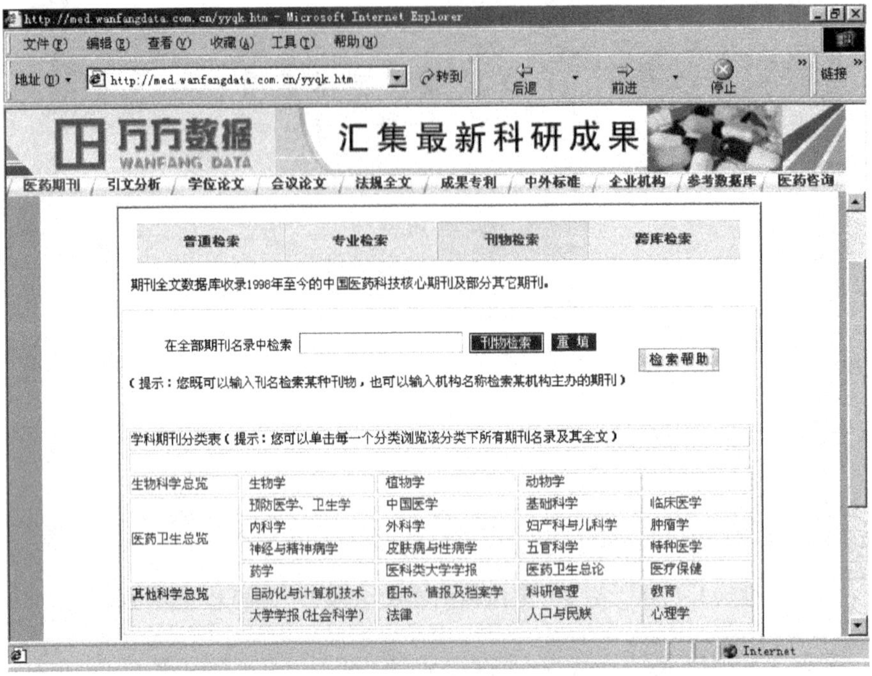

图 11－40　万方“医药期刊全文数据库”刊物检索界面

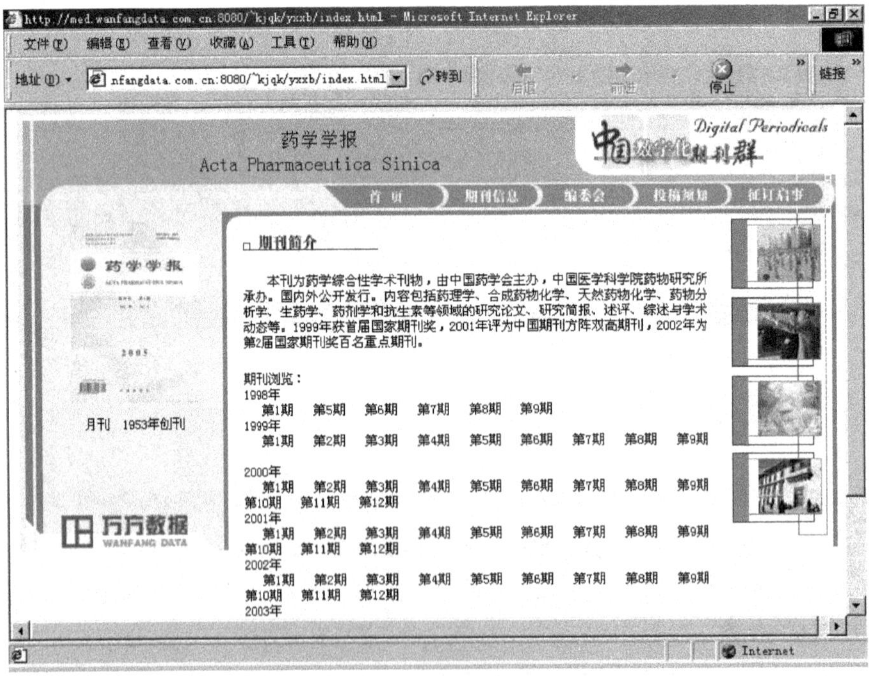

图 11－41　万方“医药期刊全文数据库”期刊详细信息显示页面

(四) 跨库检索

1. 点击数据库主页面上方的“跨库检索”，进入跨库检索界面(图 11-42)。

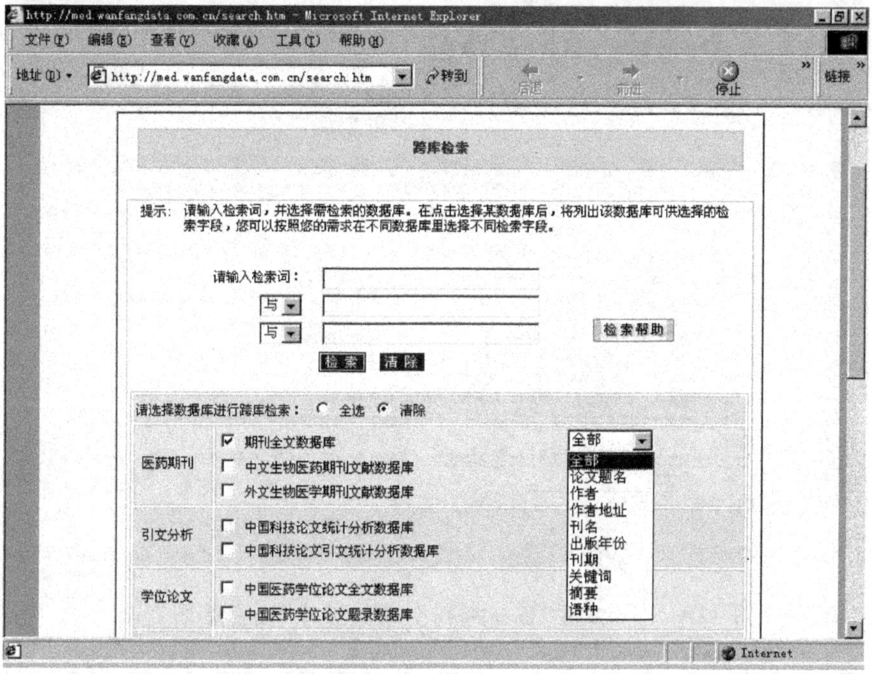

图 11-42　万方“医药期刊全文数据库”跨库检索界面

2. 输入检索词，并确定检索词之间的逻辑关系。

3. 在数据库列表中选择检索数据库，钩选某数据库后，系统自动给出该数据库可供选择的检索字段，可以根据需要进行选择。

4. 完成上述选项后，点击“检索”按钮，系统开始检索。

三、检索结果的处理

点击“检索”按钮以后，出现检索结果页面(图 11-43)，可以根据需要进行相应的操作。

(一) 二次检索

在题录显示区的右上方，通过选择检索字段，输入检索词，便可以在上一次检索结果中进行二次检索，以缩小检索范围。

(二) 浏览文献记录

逐条浏览文献记录，点击每条记录即可显示该篇文献的详细信息，如题名、作者、单位、刊名、年、卷、期号等(图 11-44)。

(三) 显示及下载全文

点击文献记录右侧的“查看全文”，或点击每条记录详细信息窗口下方的“查看全文”，均可显示文献原文，可供下载或打印。

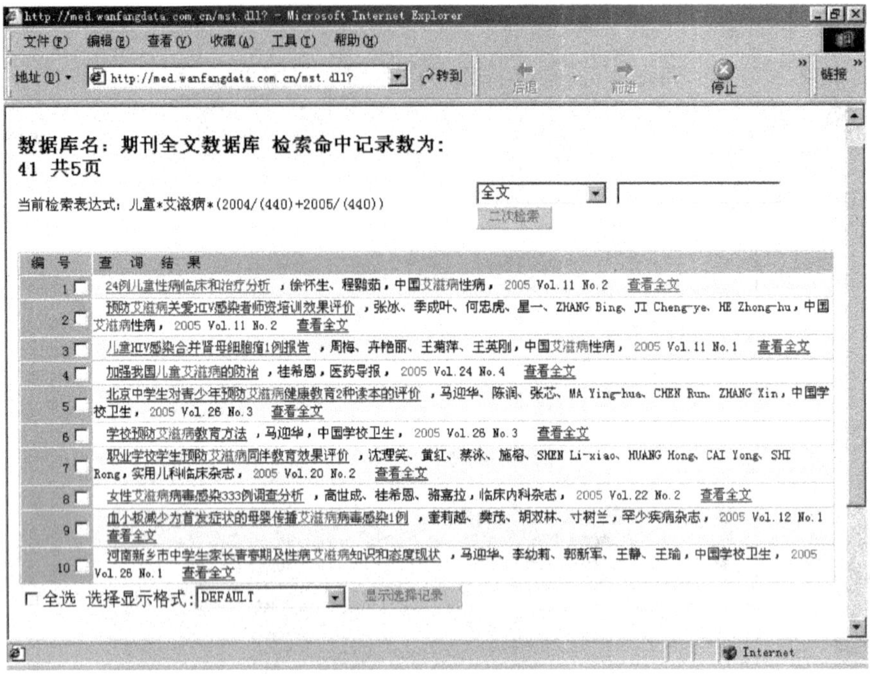

图 11-43 万方“医药期刊全文数据库”检索结果页面

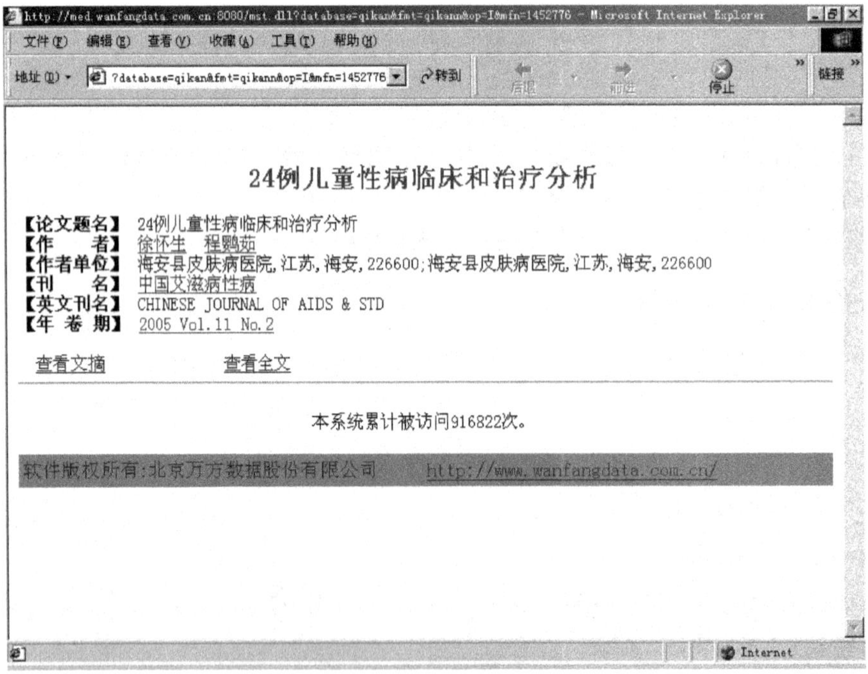

图 11-44 万方“医药期刊全文数据库”文献详细信息显示页面

（四）文献记录的打印和保存

在浏览记录过程中，对命中的文献题录进行选定，然后点击下方“显示选择记录”按钮，系统显示已经选定的所有题录,可以对这些题录进行打印或保存。

第六节 其他中文医学文献检索工具

在计算机技术和网络技术普及以前,医学文献检索主要依靠手工检索工具,因其使用率的逐渐下降,这里仅作简要介绍。

一、"中文科技资料目录(医药卫生)"

(一) 概述

《中文科技资料目录》(简称《中目》),是我国出版的系列题录型科技文献检索刊物,按专业分为 34 个分册,其中与医药卫生相关的有医药卫生分册、中草药分册和环境科学分册。这里以《中文科技资料目录》医药卫生分册为例进行介绍。

"中文科技资料目录(医药卫生)"由中国医学科学院医学信息研究所编辑、出版和发行,现为月刊,它收集了国内医学及与医学相关的 1 000 余种期刊、汇编、会议资料、图书等文献,每期报道题录约 5 000 条。

(二) 检索途径及使用方法

1. 分类检索 "中文科技资料目录(医药卫生)"是按照《中图法》的 R 类"医药、卫生"进行学科分类的,每条题录只按其主要内容分在某一类,不重复分类。

检索步骤:①根据《中图法》或利用附录"学科分类类名索引"确定所查课题的类目名称与类号;②查找"分类目次",得到所需类号所在的正文页码;③根据页码浏览该类号下的所有文献题录;④根据题录中的文献出处索取原始文献。

2. 主题检索 "中文科技资料目录(医药卫生)"是根据美国国立医学图书馆《医学主题词表》(MeSH)和中国中医研究院的《中医药学主题词表》对文献进行主题词标引的。

检索步骤:①参照上述主题词表,分析确定揭示课题内容的主题词和副主题词;②查找"主题词索引首字字顺表",得到主题词首字所在的页码;③在"主题索引"中找到该主题词所在的页码,或直接按汉语拼音字顺找到该主题词,并查看相关的副主题词及题录顺序号;④根据题录顺序号在正文中查找有关题录;⑤按照题录中的文献出处索取原始文献。

二、《国外科技资料目录(医药卫生)》

(一) 概述

《国外科技资料目录》(简称《外目》),是我国出版的用于查找国外科技资料的系列题录型检索刊物,按专业分为 39 个分册。《国外科技资料目录(医药卫生)》是其中的一个分册,由中国医学科学院医学信息研究所编辑、出版和发行。

《国外科技资料目录(医药卫生)》为月刊,收录了英、法、德、俄、日五个文种的 500 余种医学期刊和特种出版物。其特点是:将所有文献的题名翻译成中文,且每条文献均著录了翻译单位,便于索取原文,但文献收录范围窄,出版时差长。

(二) 检索途径及使用方法

《国外科技资料目录(医药卫生)》的检索途径及使用方法与《中文科技资料目录(医药卫

生)》基本相同,这里不再赘述。

三、《全国报刊索引》

(一) 概述

印刷版《全国报刊索引》是报道国内报纸、期刊的综合性题录式检索刊物,月刊,分为"哲学社会科学版"和"自然科学技术版"两个分册,由上海图书馆编辑出版。

(二) 检索途径及使用方法

1. 分类检索　通过分析课题的所属学科类别,确定其类目号,根据分类目录所标注的页码在正文中查找。

2. 作者检索　通过作者索引进行查找。作者索引是将文献前三名作者姓名按汉语拼音顺序排列而成。

3. 题中人名索引　将文献题目中的人名按汉语拼音顺序排列组成题中人名索引,通过该索引可查找到相关文献。

2000年,《全国报刊索引》"哲社版"和"科技版"的光盘数据库出版发行。其"科技版"光盘数据库收录了全国自然科学类期刊4 000余种,年更新量约20余万条。数据库设有分类、题名、著者、著者单位、出处、年份、人名和主题8个检索字段,提供布尔逻辑检索和索引词检索。

四、《中国医学文摘》

(一) 概述

《中国医学文摘》是我国出版的系列医学文献检索刊物,自1982年开始陆续出版了内科学、外科学、计划生育和妇产科学、儿科学、中医、卫生学、基础医学、肿瘤学、皮肤科学、耳鼻咽喉科学、护理学、眼科学、口腔医学、放射诊断、检验与临床、老年医学等18个分册。主要收录国内公开发行的医药卫生期刊、高等院校学报及科研机构发表的学术论文,有文摘、简介、题录和综述四种报道形式。各学科分册的创刊时间、编辑单位、出版周期及文献收录范围均不相同(表11-1)。

表11-1　《中国医学文摘》各分册情况一览表

序号	分册名称	创刊时间(年)	编辑出版机构	出版周期
1	内科学	1982	广西医学科学情报研究所	双月刊
2	内科学(英文版)			
3	外科学	1982	江苏省医学情报研究所	双月刊
4	外科学(英文版)			
5	计划生育和妇产科学	1982	四川省医学情报研究所	季刊
6	儿科学	1982	辽宁中医学院职业技术学院	双月刊
7	中医	1982	中国中医研究院中医药信息研究所	双月刊
8	卫生学	1984	中国预防医学科学院	双月刊
9	基础医学	1984	复旦大学医学院	双月刊
10	肿瘤学	1984	广西肿瘤防治研究所	季刊
11	皮肤科学	1984	西安交通大学医学院	双月刊

续表 11-1

序号	分册名称	创刊时间(年)	编辑出版机构	出版周期
12	耳鼻咽喉科学	1984	北京耳鼻咽喉科研究所	双月刊
13	护理学	1986	武汉市医学科学研究所	双月刊
14	眼科学	1986	北京市眼科研究所	季刊
15	口腔医学	1986	南京医科大学	季刊
16	放射诊断	1987	华中科技大学同济医学院	季刊
17	检验与临床	1987	华中科技大学同济医学院	双月刊
18	老年医学	1992	广西壮族自治区人民医院	季刊

(二) 检索途径及使用方法

1. 分类检索　首先根据课题所属学科选择相应的分册,通过分册的"目次"找到对应的类目,根据该类目所在的页码在正文中查找。

2. 主题检索　首先分析确定课题的学科类别、主题词和副主题词,然后在相应学科分册的"年度主题索引"中查找,根据相应条目下的文摘号即可得到相关文摘。

3. 著者检索　首先利用相关分册的"年度著者索引"找到文献著者姓名,根据该姓名下标注的文摘号得到相应的文摘。

五、《中国药学文摘》

(一) 概述

《中国药学文摘》是我国药学文献的检索期刊,由国家药品监督管理局信息中心编辑出版。1984 年正式出版发行,1994 年以后为月刊。主要收录国内公开发行的 700 余种医药期刊中的中、西药学文献,采用文摘、提要、简介和题录四种报道形式,每期报道文献量约2 000 条。

(二) 检索途径及使用方法

1. 分类检索　首先分析确定课题的分类,然后在"分类目次"中查找到相应的类号、类名,再根据标注的页码得到相关文献。

2. 主题检索　首先分析课题内容确定主、副标题词,然后根据"期主题索引"或"年度主题索引"查找到相应的主、副标题词,再依其文摘号得到相关文献。

3. 外文药名检索　根据所查药物的英文药名字顺,在"外文药名索引"中查找相关文摘。

六、《中国生物学文摘》

(一) 概述

《中国生物学文摘》由中国科学院文献情报中心、中国科学院上海文献情报中心和中国科学院生物文献情报网主办,1987 年创刊,现为月刊。主要收录我国(含香港和台湾)公开出版发行的生物学方面的 600 余种期刊论文、专著和会议资料,以及我国科技人员在国外出版物上发表的论文。

（二）检索途径及使用方法

1. 分类检索　先根据课题内容确定学科类别，再利用“正文分类类目”查找相关文献。

2. 主题检索　先根据课题内容确定主题词，再利用每期的“汉语主题索引”和年终的“主题年度索引”查找相关文献。

3. 著者检索　根据著者姓名字顺，利用每卷第12期的“年度著者索引”查找相关文献。

复习思考题

1. 上机实习各种检索数据库的使用方法。

2. 利用CBMdisc和CMCC数据库检索有关“胃癌预后与环氧合酶-2和血管内皮生长因子关系”的文献，并比较其检索结果的异同。

3. 分别利用“CHKD期刊全文数据库”、VMIS“中文期刊知识库”和万方“医药期刊全文数据库”检索有关“2型糖尿病C-反应蛋白与空腹胰岛素原相关性”的文献，并比较其检索结果的异同。

（曹迎庆）

第十二章 外文医学文献检索工具

外文医学文献检索工具的发展历史久远，从早先的手工检索工具、光盘检索数据库到目前迅速发展的网络信息检索数据库，种类繁多，本章只能选择一些常用的外文医学文献检索工具进行介绍。

第一节 美国《医学索引》

一、概述

美国《医学索引》(Index Medicus，IM)，是由美国国立医学图书馆编辑出版的题录型医学文献检索期刊，创刊于1879年，现为月刊。

《IM》收录世界70多个国家和地区、40多个语种的3 400余种生物医学及其相关学科的期刊上发表的论文、综述、通讯、编辑部社论、名人传记及讣告、会议文献等。自1964年以后，《IM》实现了计算机排版，报道速度明显加快，目前时差约为2～3个月。

《IM》历史悠久，文献收录范围广，报道速度快，检索方法简便，是一种重要的综合性医学文献检索工具。

二、内容编排

(一) 编排结构

《IM》每月出版1期，每期分为2册：Part1为主题部分(Subject Section)；Part2包括著者部分(Author Section)和医学综述部分(Bibliography of Medical Reviews)。

《IM》每年出版12期共24册。年初，随同第1期出版《医学主题词表》(Medical Subject Headings)、《索及期刊一览表》(List of Journals Indexed in Index Medicus)；年终，汇集全年12期的内容，出版《医学累积索引》(Cumulated Index Medicus)。

(二)《医学主题词表》

《医学主题词表》(MeSH)是标引、编排和检索《IM》的指南，主要包括字顺表(Alphabetical List)和树状结构表(Tree Structure)两部分。

1. 字顺表　包括按字顺排列的主题词、款目词和副主题词，并在每个主题词下给出其树状结构号、历史注释、参照系统等。

在《MeSH》中设立参照系统，是为了揭示词汇间的相互关系，将众多的同义词、近义词等非主题词(即款目词)统一规范为主题词,从而提高检索效率。表 12 - 1 列出了《MeSH》参照系统的三种参照方式。

表 12 - 1 《MeSH》参照系统的参照方式

名　称	正 参 照	逆 参 照
用代参照	款目词 See 主题词	主题词 X 款目词
相关参照	主题词 See related 主题词	主题词 XR 主题词
属分参照	下位主题词 See under 主题词	主题词 XU 下位主题词

"用代参照"揭示了非主题词与主题词的关系,引导检索者将一般检索词转化为主题词进行检索;"相关参照"揭示了主题词之间的关系,提示检索者注意相关的主题词;"属分参照"揭示了主题词之间的等级关系,随着主要叙词和次要叙词划分的取消,于 1991 年被取消。

2. 树状结构表　又称范畴表,是将字顺表中的主题词按照其词义范畴和学科属性分别归入 15 大类,每个大类又划分为若干一级类目、二级类目、三级类目……最多可分至九级。每一个主题词都有一个对应的树状结构号。树状结构表将主题词从广义到狭义逐级展开,体现了主题词之间的隶属、平行和派生关系。

3. 副主题词表　《MeSH》目前设有 83 个副主题词,按字顺排列成副主题词表,用于对某一主题概念进行专指限定。副主题词的运用应严格遵循其括号内所标明的组配范围。如:administration & dosage(投药与剂量),可组配的主题词范围有 D1 - 3、D3 - 27;blood(血液),可组配的主题词范围有 B2、C、D1 - 24、D27、F3。

三、检索途径及使用方法

(一) 主题检索

利用 IM 中的 Part1 主题部分(Subject Section)进行检索。

1. 分析课题内容,选取主题词,并根据树状结构表确定其概念范围。
2. 根据选定的主题词在字顺表中查找,需要时可组配相应的副主题词。
3. 浏览相应主题词和副主题词下的文献题录,选择相关文献。
4. 根据题录中著录的文献出处,并结合《索及期刊一览表》,获得文献索取信息。
5. 索取原始文献。

(二) 著者检索

根据已知作者姓名,利用《IM》Part2 中的著者部分(Author Section),并遵循"姓在前用全称,名在后用缩写"的原则,按字顺进行查找。

(三) 综述文献检索

利用《IM》Part2 中的医学综述部分(Bibliography of Medical Reviews)进行检索。

检索方法与主题检索相同。

第二节　荷兰《医学文摘》

一、概述

荷兰《医学文摘》《Excerpta Medica，EM》创刊于 1947 年，由荷兰 Elsevier Science B. V 出版社编辑出版。它收录了世界约 110 个国家和地区的 5 400 种医学及其相关学科的期刊和专著，内容涉及基础医学、预防医学、临床医学、药学、法医学、毒理学、社会医学等，是常用的文摘型外文医学文献检索工具。

随着医学的发展，《EM》从创刊时的 8 个《EM》专业分册增加到目前的 42 个专业分册（表 12－2）。各分册编排结构和索引系统相同，但收录文献内容及出版周期均不相同。

表 12－2　《EM》各分册一览表

分册号	分册名称
Section 1	Anatomy，Anthropology，Embryology and Histology （解剖学，人类学，胚胎学与组织学）
Section 2	Physiology （生理学）
Section 3	Endocrinology （内分泌学）
Section 4	Microbiology：Bacteriology，Mycology，Parasitology and Virology （微生物学：细菌学，真菌学，寄生虫学和病毒学）
Section 5	General Pathology and Pathological Anatomy （普通病理学和病理解剖学）
Section 6	Internal Medicine （内科学）
Section 7	Pediatrics and Pediatric Surgery （儿科学和小儿外科学）
Section 8	Neurology and Neurosurgery （神经病学与神经外科学）
Section 9	Surgery （外科学）
Section 10	Obstetrics and Gynecology （妇产科学）
Section 11	Otorhinolaryngology （耳鼻喉科学）
Section 12	Ophthalmology （眼科学）
Section 13	Dermatology and Venereology （皮肤病学和性病学）
Section 14	Radiology （放射学）
Section 15	Chest Diseases，Thoracic Surgery and Tuberculosis （胸部疾病，胸外科与结核病）
Section 16	Cancer （癌症）
Section 17	Public Health，Social Medicine and Epidemiology （公共卫生，社会医学与流行病学）
Section 18	Cardiovascular Diseases and Cardiovascular Surgery （心血管病与心血管外科）
Section 19	Rehabilitation and Physical medicine （康复与理疗学）
Section 20	Gerontology and Geriatrics （老年学与老年病学）
Section 21	Developmental Biology and Teratology （发育生物学与畸形学）
Section 22	Human Genetics （人类遗传学）
Section 23	Nuclear Medicine （核医学）
Section 24	Anesthesiology （麻醉学）
Section 25	Hematology （血液学）

续表 12－2

分册号	分册名称
Section 26	Immunology, Serology and Transplantation （免疫学，血清学和移植）
Section 27	Biophysics, Bioengineering and Medical Instrumentation （生物物理，生物工程与医疗器械）
Section 28	Urology and Nephrology （泌尿科学与肾病学）
Section 29	Clinical and Experimental Biochemistry （临床与实验生物化学）
Section 30	Clinical and Experimental Pharmacology （临床与实验药理学）
Section 31	Arthritis and Rheumatism （关节炎与风湿病）
Section 32	Psychiatry （精神病学）
Section 33	Orthopedic Surgery （矫形外科学）
Section 35	Occupational Health and Industrial Medicine （职业卫生与工业医学）
Section 36	Health Policy, Economics and Management （卫生政策，卫生经济与卫生管理）
Section 38	Adverse Reaction Titles （药物不良反应题录）
Section 40	Drug Dependence, Alcohol Abuse and Alcoholism （药物成瘾，酒精滥用和酒精中毒）
Section 46	Environmental Health and Pollution Control （环境卫生与污染控制）
Section 48	Gastroenterology （胃肠病学）
Section 49	Forensic Science Abstracts （法医学文献）
Section 50	Epilepsy Abstracts （癫痫文摘）
Section 52	Toxicology （毒理学）

二、内容编排

《EM》各分册的内容编排大致相同，主要由分类目次、正文文摘、主题索引和著者索引四部分组成，并在每卷的末期附有其分类、主题和著者的累积索引。

三、检索途径及使用方法

《EM》各分册均提供分类、主题和著者三种检索途径。

（一）分类检索

1. 分析课题内容，确定需查询的分册名称及类别。

2. 通过分类目次表查到该类目所在页码，即可浏览该类目下的文摘。

3. 分类检索时，考虑到学科之间的交叉与渗透，有些分册列有参见表，标明在查阅某一概念时应参见的分册；此外，在有些文摘的末尾使用"See also"列出需参见的文摘号。

（二）主题检索

1. 分析课题内容，确定用于检索的分册名称和主题词（关键词）。

2. 利用《EM》的主题索引（Subject Index），按字顺查到所需主题词，然后根据主题词后所提供的文摘号查阅正文中的文摘。

3.《EM》的主题词不是十分规范，检索时应考虑其同义词、近义词，以免漏检。

(三) 著者检索

根据文献作者姓名，按字顺查找《EM》的著者索引(Author Index)，然后根据该姓名后提供的文摘号查找文摘。

四、《EM》光盘数据库(EMBASE)

EMBASE(Excerpta Medica Database)是与印刷版《EM》相对应的书目型光盘数据库。它收录了自 1974 年至今《EM》中的文献信息，按季度更新。

EMBASE 与 MEDLINE 光盘数据库使用相同的检索平台，其检索界面、命令菜单、功能按钮、检索方法等与 MEDLINE 基本相同，请参见本章第七节，这里不再赘述。

第三节　美国《生物学文摘》

一、概述

美国《生物学文摘》《Biological Abstracts，BA》创刊于 1926 年，由美国生物科学情报社(Biosciences Information Service)编辑出版。

《BA》收录了 110 多个国家和地区，41 种文字的 9 000 多种期刊中与生物和医学相关的文献，内容涉及生物学、医学、农学等生命科学领域。

《BA》的出版周期不断变动，自 1972 年起改为半月刊，一年两卷。1998 年起，一年一卷，全年 24 期。

《BA》现有印刷版、光盘版、网络版等多种出版形式。

二、内容编排

《BA》主要是由主要概念词等级表、主要概念词字顺表、正文文摘及著者索引、生物体索引、主题索引共同组成。

三、检索途径及使用方法

(一) 分类检索

《BA》的正文文摘部分是按照"主要概念词等级表(Hierarchical List of Major Concept Headings)"进行编排的，自 1998 年起，根据生物学科主题概念划分为 78 个一级类目，64 个二级类目和 27 个三级类目，并附有"主要概念词字顺表(Alphabetical List of Major Concept Headings)"，便于检索。使用方法：

1. 分析课题内容，确定用于检索的主要概念词。

2. 利用"主要概念词等级表"和"主要概念词字顺表"找到该概念词所在页码，即可浏览具体文献内容。

(二) 著者检索

《BA》将所报道文献的全部著者(包括团体著者)，依照姓在前名在后的规则，按字顺排列成著者索引。检索时，先根据字顺查找到已知作者的姓名，再依照该姓名后给出的文摘号在正文中查找文摘。

（三）生物体索引检索

自1998年起，由旧版的“生物分类索引（Biological Biosystematic Index）”和“属类索引（Generic Index）”合并成为生物体索引（Organism Index）。使用方法：

1. 根据课题内容查阅“生物分类主要类目表（Major Taxonomic Classifications）”和“生物体索引等级表（Hierarchical Headings Used in the Organism Index）”，确定所查生物体在生物分类体系中的位置顺序，并按此顺序找到其大类和小类名称。

2. 根据各类目下列出的主要概念词和相关词，选出切题的条目，然后利用该条目后标注的文摘号在正文中查找文摘。

（四）主题检索

《BA》的主题索引是将表达文献主要内容的关键词（包括生物体的属种名称、俗名、地理分布区、药物系统名或商品名等）作为检索标志，并按字顺排列而成的索引。使用方法：

1. 分析课题内容，确定能够表达课题主要内容的关键词，包括同义词和近义词。

2. 按字顺查找到该关键词，并阅读其下的各条目，找到相应的主要概念标题、药物修饰词及相关词。

3. 根据最后所命中条目后标注的文摘号在正文中查找文摘。

四、《BA》光盘数据库

《生物医学文摘》光盘数据库的内容与印刷版相同，收录有1980年以来的文献数据，设有生物分类编码（Biosystematic Codes），概念编码（Concept Codes），团体著者（Corporate Source），叙词（Descriptors），印刷版BA的卷、期、文摘号（Journal Announcement），文摘语种（Language of Summary），主要概念编码（Major Concept Codes），次要概念编码（Minor Concept Codes）和超级类群（Super Taxa）9个特殊字段。其检索平台、检索功能和检索方法与MEDLINE光盘数据库相同，请参见本章第七节，这里不再赘述。

第四节　美国《化学文摘》

一、概述

美国《化学文摘》《Chemical Abstracts，CA》由美国化学学会的文摘服务社（Chemical Abstracts Service，CAS）编辑出版，创刊于1907年，自1967年第66卷起从双周刊改为周刊，每年2卷，每卷26期。

《CA》收录了150多个国家和地区56种语言的16 000种期刊论文，以及专利文献、会议文献、技术报道、学位论文、专著和视听资料等，覆盖全世界98%的化学、化工文献，并涉及与化学相关的生物学、医学、药学、卫生学、环境科学等方面的文献。统计显示，由世界卫生组织公布的生物医学核心期刊中，94%的期刊被《CA》收录。

《CA》自20世纪60年代开始使用计算机编辑以来，出版时差大大缩短，一般在3个月以内。目前，《CA》的出版形式除了印刷版以外，还有机读磁带和光盘版。

二、内容编排

《CA》的总体结构可分为正文的文摘部分和辅助索引部分。

文摘是《CA》的主体，分为生物化学部分（Biochemistry Sections）、有机化学部分（Organic Chemistry Sections）、高分子化学部分（Macromolecular Chemistry Sections）、应用化学与化学工程部分（Applied Chemistry and Chemical Engineering Sections）、物理化学、无机化学与分析化学部分（Physical，Inorganic and Analytical Chemistry Sections）共5大部分，80个大类。

《CA》正文按80个类目的顺序编排，每一类分为四个区域：①期刊论文、技术报告、会议及学位论文等；②新书及视听资料；③专利文献；④参见部分。

《CA》有着完善的辅助索引体系，它分为：①期索引：包括关键词索引、专利索引和著者索引；②卷索引：包括化学物质索引、普通主题索引、分子式索引、专利索引、著者索引和环系索引；③累积索引；④指导性索引：包括索引指南、登记号手册和资料来源索引。《CA》的索引体系为使用者从不同角度查找文献提供了便捷途径。

三、检索途径及使用方法

（一）分类检索

1. 分析课题内容，确定用于检索的有关类目名称。

2. 在分类目次所列的80个大类中查找所需类目，再根据找到的类号在正文中浏览、选择。

（二）关键词检索

1. 分析课题内容，确定用于检索的关键词。因关键词不规范，应注意同义词、近义词的选取。

2. 利用“关键词索引（Keyword Index）”查找所需的关键词，根据该关键词后所提供的文摘号在正文中查找相应的文摘。

（三）专利检索

要查询某个国家、某项专利的主要内容，可利用每期或每卷的“专利索引（Patent Index）”，先按顺序查找到已知专利的国别和专利号，再根据给出的文摘号到正文中查找相应文摘。

（四）著者检索

要查找已知作者发表的文献，可以利用每期或每卷的“著者索引（Author Index）”，先按字顺找到该作者姓名，再根据给出的文摘号到正文中查找相应文摘。

（五）化学物质（有CAS登记号）检索

1. 利用《索引指南》获得所查询化学物质的规范化名称。

2. 利用“化学物质索引（Chemical Substance Index）”找到该化学物质，并根据其下所列出的副主题词和说明语进行选择。

3. 按照所选条目后给出的文摘号到正文中查找相应文摘。

（六）普通主题（尚未获得CAS登记号的化学物质及一般概念）检索

1. 利用《索引指南》获得所查询普通主题词的规范化词汇形式。

2. 利用“普通主题索引(General Subject Index)”找到该普通主题词，并根据其下所列出的副主题词和说明语进行选择。

3. 按照所选条目后给出的文摘号到正文中查找相应文摘。

（七）分子式（包括已经登记和尚未正式命名的化合物分子式）检索

1. 根据已知物质的分子式，利用“分子式索引(Formula Index)”按照其分子式的字母顺序和原子数目进行查找。

2. 根据所检索到的物质下给出的文摘号，在正文中查找相应文摘。

3. 有些物质下未列出文摘号，而是提示参见“化学物质索引”，这时需重新在“化学物质索引”中进行检索。

《CA》的指导性索引不直接用于文献检索，它们的作用分别是：《索引指南》(Index Guide)提供规范化的化学物质名称和普通主题名称；《登记号手册》(CAS Registry Handbook-Number Section)提供在CAS登记的化学物质名称和分子式；《资料来源索引》(Chemical Abstract Service Source Index)提供文摘来源期刊的刊名、代号、语种、刊期、出版单位等详细信息，用于原文索取。

此外，《CA》还在每5～10年出版一次累积索引，它包括：化学物质索引、普通主题索引、分子式索引、著者索引、专利索引及索引指南。使用累积索引检索文献，其时间跨度大，检索效率高。

四、《CA》光盘数据库

由CAS出版的《CA》光盘数据库，收录了自1977年以来的印刷版《CA》文摘，每月更新一次。

《CA》光盘数据库提供了18个检索入口：著者、专利号、分子式、普通主题索引标题、文摘号、化学物质索引标题、关键词、CAS登记号、化学物质索引说明语、普通主题索引说明语、标题词、著者单位或专利受让者、刊名、语种、出版年、文献类型、CA类目号、记录更新年。

《CA》光盘数据库提供了四种基本检索功能：索引浏览检索(Index Browse)、词条输入检索(Word Search)、化学物质等级检索(Hierarchy Browse)和分子式检索(Formula Hierarchy)。

第五节　美国《科学引文索引》

一、概述

《科学引文索引》(Science Citation Index，SCI)是由美国科学情报研究所(Institute for Scientific Information，ISI)编辑出版的综合性和题录型文献检索刊物。它创刊于1961年，现为双月刊。定期出版年度累积索引、5年累积索引和10年累积索引。

《SCI》收录了世界40多个国家3 600余种科技期刊等出版物，内容涉及生物学、医学、农学、理化、环境、工程技术等整个自然科学领域，收录的文献类型有期刊论文、会议摘要、综述、述评、通信、编者按等等。

二、内容编排

与其他的文献检索工具不同，《SCI》是以来源文献（即原始文献）著者和被引文献（即原始文献所附的参考文献）著者为主体，将原始文献及其相关的参考文献有序地组织起来，形成独特的文献检索系统。

《SCI》每年出版6期，每期分为A、B、C、D、E、F六个分册，内容包括引文索引、来源索引和轮排主题索引三大部分。

（一）引文索引（A、B、C分册）

包括：① 著者引文索引；② 团体著作引文索引；③ 无名引文索引；④ 专利引文索引。

（二）来源索引（D分册）

包括：①来源出版物一览表；②团体索引（分为地理部分、机构部分）；③来源著者索引。

（三）轮排主题索引（E、F分册）

利用《SCI》，可以了解某人所发表的文献及其使用的参考文献；可以了解某人所发表的文献被他人引用的情况；可以通过文献之间的引证和被引关系揭示事物的发生、发展过程；可以评价科技文献的学术价值和影响力；可以评价个人或机构、团体的科研能力、科研水平和研究方向。

三、检索途径及使用方法

（一）引文索引检索

引文索引（Citation Index）是由《SCI》所收录来源文献的全部参考文献的著者姓名按字顺编排而成，主要用于了解文献被别人引用的情况。使用方法：

1. 根据已知引文著者姓名，按字顺查找到该作者，即可了解该作者的引文发表时间、引文出处、引证作者姓名、来源文献出处等信息，以了解该作者发表的文献被引用的数量和次数，进而评价该篇文献的学术价值和该作者的科研能力。

2. 对于仅提供机构名称者，可利用"团体著者引文索引（Citation Index－Corporate Author）"，按照团体机构名称进行检索。

3. 对于未注明著者的引文，如编辑部文献、通讯、会议文献等，可以利用"无名著者引文索引（Citation Index－Anonymous）"，按照引文出处的缩写刊名进行检索。

4. 如果引文是专利文献，则编入"专利引文索引（Citation Index－Patent）"，可以按照被引专利号进行检索。

（二）来源索引检索

来源索引（Source Index）包括来源著者索引、团体索引和来源出版物一览表三部分，用于了解《SCI》所收录全部来源文献的有关信息。使用方法：

1. 利用"来源著者索引（Source Index）"，按字顺可以检索某一著者发表文献的情况，包括其合著者姓名、文献题名、出处等相关信息。

2. 利用"团体索引(Corporate Index)",可以检索某个国家或地区的某个机构或团体发表文献的情况,以了解其科研动态和水平。

3. 利用"来源出版物一览表(List of Source Publications)",可以查询《SCI》所收录的刊登所有来源文献出版物的全称,便于索取原文。

(三) 轮排主题检索

1. 分析课题内容,并参照全禁用词表和半禁用词表,确定用于表达课题主题的关键词。

2. 利用"轮排主题索引(Permuterm Subject Index)",按字顺查找到该关键词,根据其下列出的说明词进行选择。

3. 根据所确定词语后的著者姓名,到著者来源索引中查找文献篇名和出处等信息。

四、《SCI》光盘数据库

在印刷版的基础上,美国科学情报研究所出版了美国《科学引文索引》光盘数据库,它收录了 4 000 多种期刊上的文献及其参考文献,内容涉及自然科学的各个领域。

《SCI》光盘数据库提供了题名、著者、地址、刊名、被引著者、被引文献相关记录检索等多种检索功能,支持使用布尔逻辑运算符进行复合检索。

第六节　日本《医学中央杂志》

一、概述

日本《医学中央杂志》《Centra Revuo Medicina》由日本《医学中央杂志》刊行会编辑出版。它创刊于 1903 年,到 2000 年,共收录了日本出版的医学、牙科学、药学及相关学科领域的期刊 2 350 种,是检索日本医学文献的必备工具。

日本《医学中央杂志》目前为题录型检索工具,月刊,每年 12 期,并出版年度累积本。其题录编排和索引格式均按照《IM》的编辑形式编制。

日本《医学中央杂志》自 1991 年开始出版光盘版。

二、检索途径及使用方法

(一) 分类检索

1996 年以前,日本《医学中央杂志》的正文按照学科分类编排,并提供当期学科类目表。检索时,先根据课题的学科分类查阅学科类目表,再依照所需类目后提供的页码,到正文中浏览选择。

(二) 著者检索

日本《医学中央杂志》的著者索引分为西文和日文两部分,检索时先根据著者姓名获得相应的题录号,再依照该题录号到正文中查找文献。

(三) 主题检索

日本《医学中央杂志》的主题索引也分为西文和日文两部分,检索时可在主题索引中查找用于表达课题内容的主题词，并直接对该主题词下所列的题录进行浏览和选择。

第七节　MEDLINE 光盘数据库

一、概述

MEDLINE(MEDLARS Online，医学文献联机数据库)是美国国立医学图书馆 MEDLARS(Medical Literature Analysis and Retrieval System，医学文献分析与检索系统)系统中规模最大的医学文献数据库，是目前国际上最具权威的题录文摘型生物医学数据库。由美国银盘(Silver Platter)公司出版的 MEDLINE 光盘数据库(MEDLINE CD－ROM)在国内已广泛使用。

MEDLINE 数据库收录了 1966 年至今世界上 70 多个国家和地区出版的各种生物医学文献，涉及 40 多个语种约 3 900 多种生物医学期刊，内容涵盖三种印刷型检索工具：美国《医学索引》《Index Medicus》、《牙科文献索引》《Dental Literatures》、《国际护理索引》《International Nursing Index》，内容涉及基础医学、预防医学及临床医学各学科领域。数据库中 80％为英文文献，70％～80％的文献附有英文摘要。

二、主界面的结构与功能

进入 WinSPIRS 5.0 版 MEDLINE 光盘数据库的主界面(图 12－1)，从上到下可依次分为四个区域：菜单栏、检索区、检索史显示区和检索记录显示区。

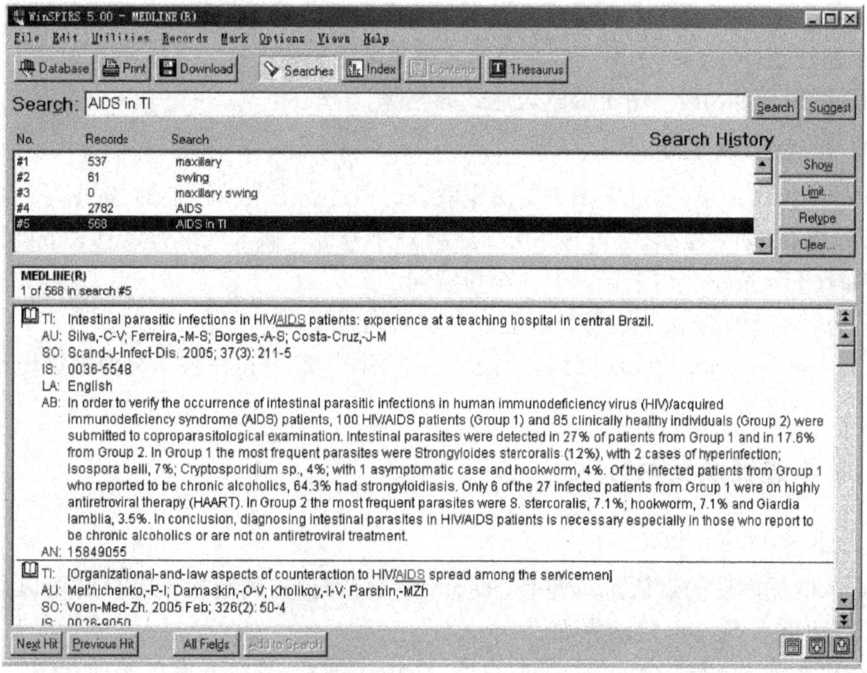

图 12－1　MEDLINE 光盘数据库主界面

（一）菜单栏

菜单栏分别设有文件（File）、编辑（Edit）、应用（Utilities）、记录（Records）、标记（Mark）、选项（Options）、窗口（Views）、帮助（Help）8个菜单项，可以通过其下拉菜单选择所需要的操作。

（二）检索区

该区设有以下6个检索功能按钮：

1. 选择数据库按钮（Database） 用于检索数据库的选择、添加和去除。

2. 打印按钮（Print） 用于检索结果的打印。其中包括打印字段、打印范围、打印选项等参数的设置。

3. 下载按钮（Download） 用于检索结果的保存。其中包括保存位置、保存范围、保存字段及保存选项的设置。

4. 检索按钮（Searches） 用于关键词的检索。

5. 索引词按钮（Index） 用于索引词的检索。

6. 主题词按钮（Thesaurus） 用于主题词检索。

（三）检索史显示区

显示检索结果，包括检索序号（No）、命中文献数（Records）和检索表达式（Search）。该区域包括以下功能按钮：

1. 显示按钮（Show） 用于显示具体检索题录。

2. 限定按钮（Limit） 利用检索字段的选择，对检索表达式附加限定条件，以缩小检索范围。

3. 重输按钮（Retype） 用于检索表达式的重新输入。

4. 删除按钮（Clear） 用于检索表达式的删除。

（四）检索记录显示区

显示具体检索记录，通过逐条浏览决定取舍。通过点击菜单栏上的“选项”按钮，可以设置相应显示参数，如字段名、字段显示方式、字体、字号等。该区域下方设有3个可用按钮：

1. Next Hit 按钮 用于显示下一个检索词。

2. Previous Hit 按钮 用于显示上一个检索词。

3. All Fields/Brief Fields 按钮 用于“全部字段”和“默认字段”两种浏览记录方式之间的切换。

三、检索途径及使用方法

（一）基本检索（Search）

1. 进入数据库后的默认窗口即是 Search 检索界面，在其他检索窗口时可以通过点击“Search”按钮进入 Search 检索界面。

2. 在检索词输入框内键入检索词，点击“Search”按钮，系统开始检索；如点击“Suggest”按钮，系统则给出与该检索词相关的主题词（MeSH 词）和副主题词，以及它们的词义解释和树状结构号，并可对所选择的主题词进行单独检索或扩展检索（图12-2）。

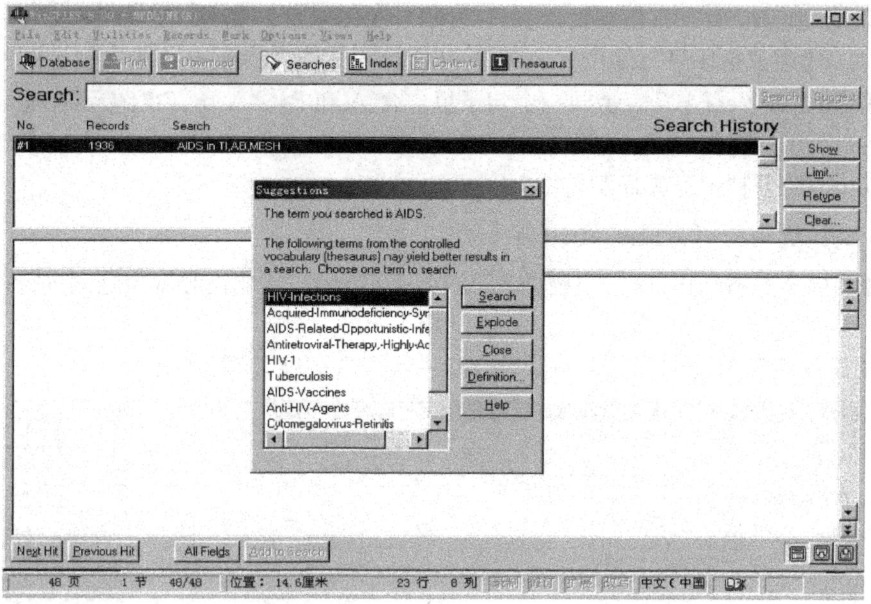

图 12-2　MEDLINE 光盘数据库 Suggest 检索窗口

3. 检索结果在检索史区显示，提示该检索表达式命中记录数，点击右侧“Show”按钮，便在下方的检索记录显示区逐条显示具体记录；点击“Limit”按钮，可以对已检出的记录附加限定检索字段（如出版年、语种、出版国、特征词、文献方式等等），以缩小检索范围（图 12-3）。

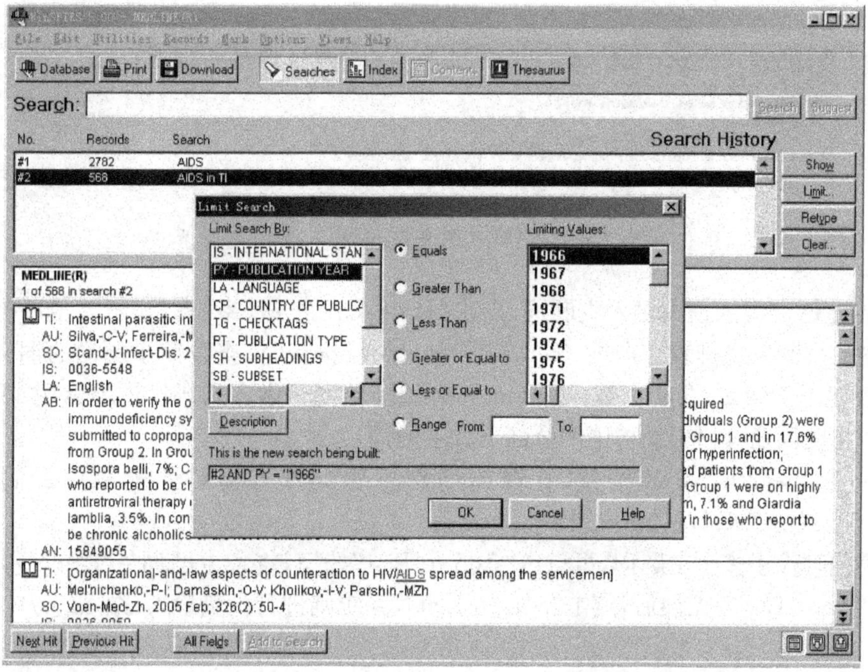

图 12-3　MEDLINE 光盘数据库 Limit 检索窗口

4. 系统允许使用：①布尔逻辑运算符(AND、OR、NOT)，如“A AND B”或“＃1 OR ＃2”(＃1、＃2 代表记录序号)；②位置运算符 With、Near、In，如“A With B”(表示同一字段中包含 A 和 B)、“A Near B”(表示同一个句子里包含 A 和 B)、“A In TI”(表示在篇名字段中包含 A)；③范围运算符“＞”、“＜”、“＞＝”、“＜＝”、“－”，如 PY＞2001，表示 2001 年以后出版的文献；④截词符“＊”；⑤通配符“?”。

(二) 主题词检索(Thesaurus)

主题词检索是指利用《医学主题词表》中经过规范化的主题词和副主题词进行检索。使用方法：

1. 点击检索区上方的“Thesaurus”按钮，进入主题词检索界面(图 12－4)。

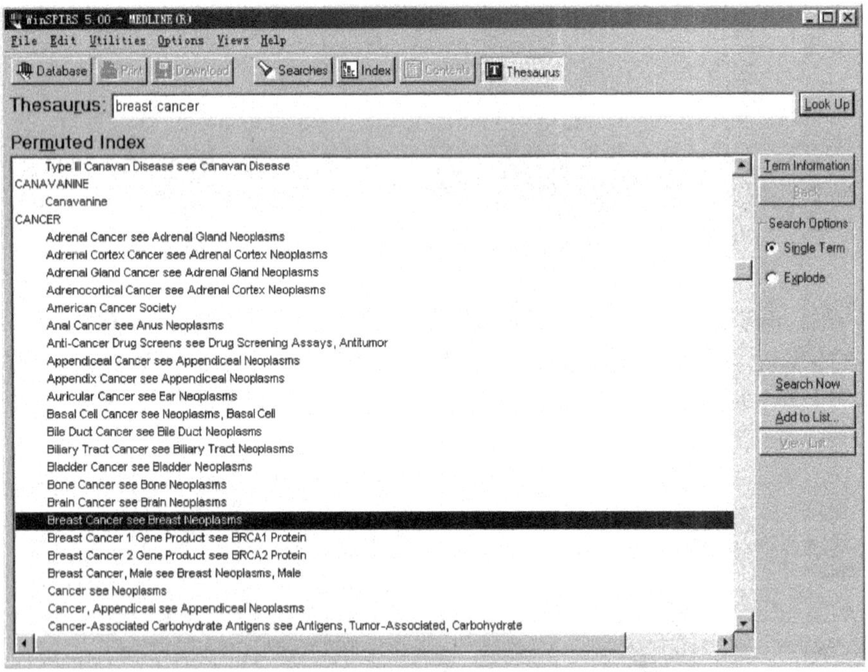

图 12－4　MEDLINE 光盘数据库主题词检索界面

2. 在主题词输入框内键入主题词，点击“Look Up”按钮，系统即显示包括所查询的主题词在内的主题词轮排表。点击“Term Information”按钮，可查看该主题词的词义解释和树形结构；点击“Single Term”或“Explode”，可选择单词检索方式或扩展检索(扩展检索是指检索该主题词及其树形结构中的全部下位主题词)方式。

3. 点击“Search Now”按钮，在弹出的副主题词选择窗口匹配相应的副主题词(图 12－5)，点击“OK”，系统开始检索。

如需同时检索多个主题词，可点击“Add to List”按钮，将各主题词依次加入列表，经浏览(点击“View List”)无误后，点击“Search List”，系统则进行批量检索(图 12－6)。

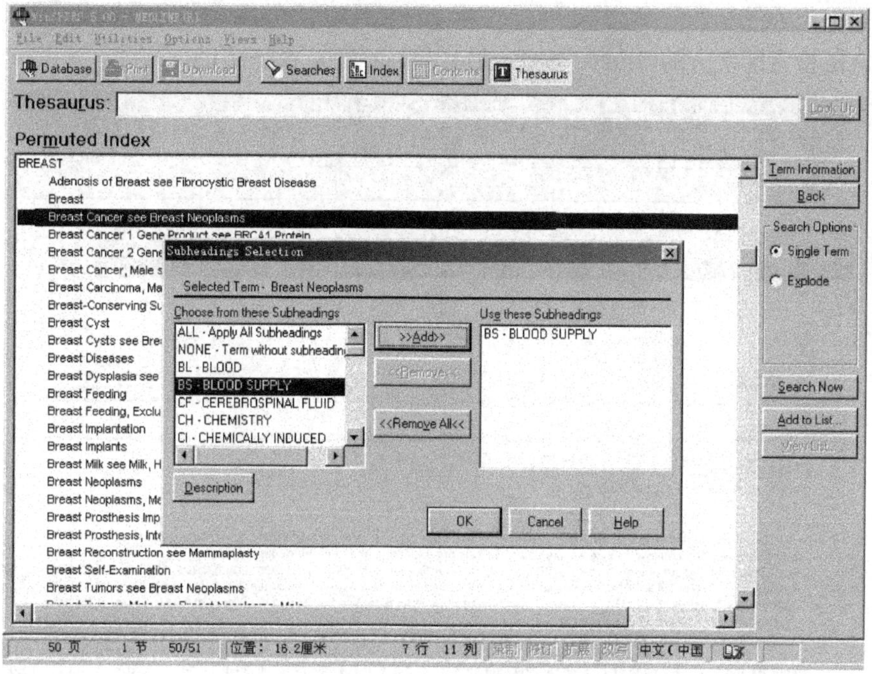

图 12－5　MEDLINE 副主题词匹配窗口

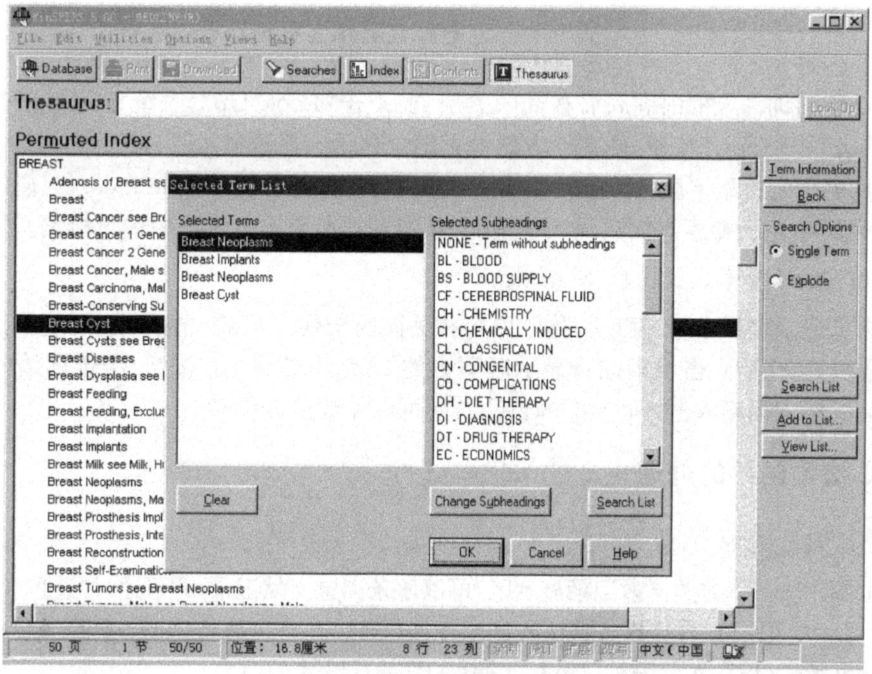

图 12－6　MEDLINE 主题词列表窗口

(三) 索引词检索(Index)

索引词检索是指利用数据库中所有可检索字段中的单词或词组排列而成的字顺索引进

行检索。使用方法是：

1. 点击检索区上方的“Index”按钮，进入索引词检索界面(图 12－7)。

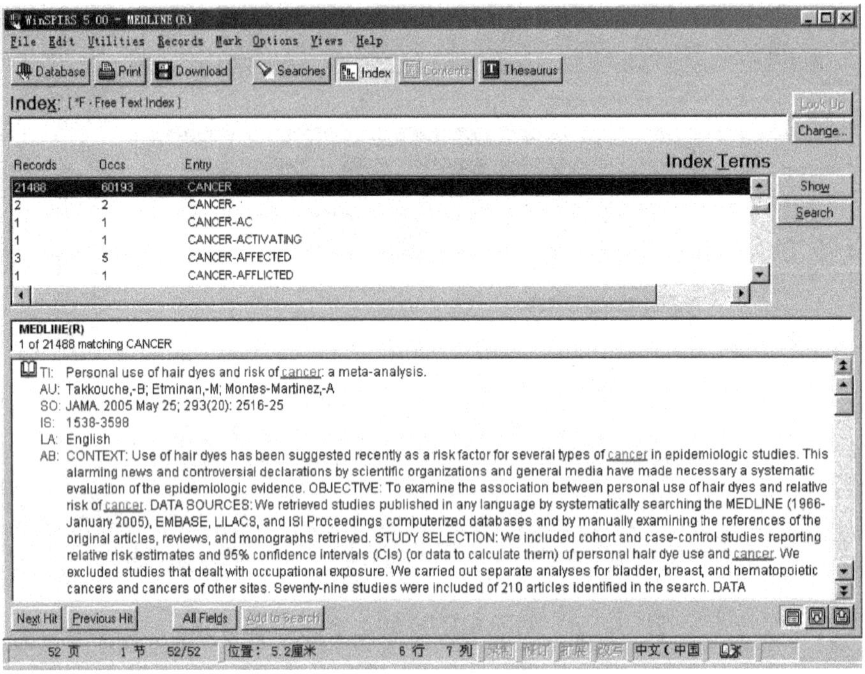

图 12－7 MEDLINE 光盘数据库索引词检索界面

2. 在索引词输入框内键入需查询的索引词，点击“Look Up”，系统显示含有该索引词的字顺表，点击“Show”按钮，便在下方的检索记录显示区逐条显示具体记录。

3. 如需限定检索字段，可点击“Change”按钮，在打开的“Available Indexes”窗口对所需字段进行选择，返回检索界面后输入检索词，系统即在所限定的字段内进行检索。

(四) 选词检索(Add to Search)

在浏览记录过程中，如发现与检索内容相关而尚未列入检索式的词语，可直接拖动鼠标将该词语划黑，然后点击检索记录显示区下方的“Add to Search”按钮，所选词语即可显示在检索区的检索词输入框内，点击“Search”，便可以完成选词检索。

四、检索结果的处理

(一) 浏览文献记录

在如图 12－7 下方的检索记录显示区，可以逐条浏览文献记录，并可通过“选项(Options)”菜单，设置相应记录显示参数。默认的显示字段(表 12－3)为篇名(TI)、著者(AU)、文献来源(SO)、出版号(IS)、文献语种(LA)、文摘(AB)、记录号(AN)。

(二) 文献记录的打印和保存

在浏览记录过程中，对于命中记录，可以点击文献记录左上角的图标进行标记(再次点击则取消标记)，然后点击工具按钮“Print”或“Download”，并设置好相应的参数，即可对标记记录进行打印或保存。

表 12-3　MEDLINE 光盘数据库记录字段对照表

缩　写	字段名称	注　释
AB	Abstract	文摘
AD	Address of Author	著者地址
* AI	Abstract Indicator	文摘标志
* AN	Accession Number	记录顺序号
AU	Author(s)	著者
CM	Comments	评论
CN	Contract or Grant Number	合同或资助项目号
* CP	Country of Publication	出版国
GS	Gene Symbol	基因符号
* ISSN	International Standard Serial Number	国际标准刊号
* LA	Language of Article	语种
MeSH	Medical Subject Headings	医学主题词
MIME	Minor MeSH Headings	次要主题词
MJME	Major MeSH Headings	主要主题词
NM	Name of Substance	物质名称
PS	Personal Name as Subject	人名主题词
* PT	Publication Type	出版物类型
* PY	Publication Year	出版年
RN	CAS Registry Number or EC Number	化学物质登记号或酶号
* SB	Subset	子集
SO	Source	文献来源
* TG	Check Tags	特征词
TI	Title	篇名
TO	Original Title	原文篇名
* UD	Update Code	更新代码

注:“*”表示该字段为可限制字段(Limit Field)

第八节　PubMed 系统

一、概述

PubMed 系统是由美国国立医学图书馆(NLM)的美国国立生物技术信息中心(NCBI)研制开发,它是 NCBI 开发的 Entrez 系统中诸多数据库之一,其中包括三部分内容:MEDLINE 数据库、PREMEDLINE(尚未标引的新记录)、Publisher Supplied Citations(出版商直接向 PubMed 递送的电子记录),是 MEDLINE 等数据库的免费网络检索系统。

二、主界面的结构与功能

图 12-8 是进入 PubMed(http://www.ncbi.nlm.nih.gov/PubMed)系统后的主界面,为方便介绍,我们将其分为左侧的系统服务区、右上方的检索功能区和右下方的检索结果显示区。

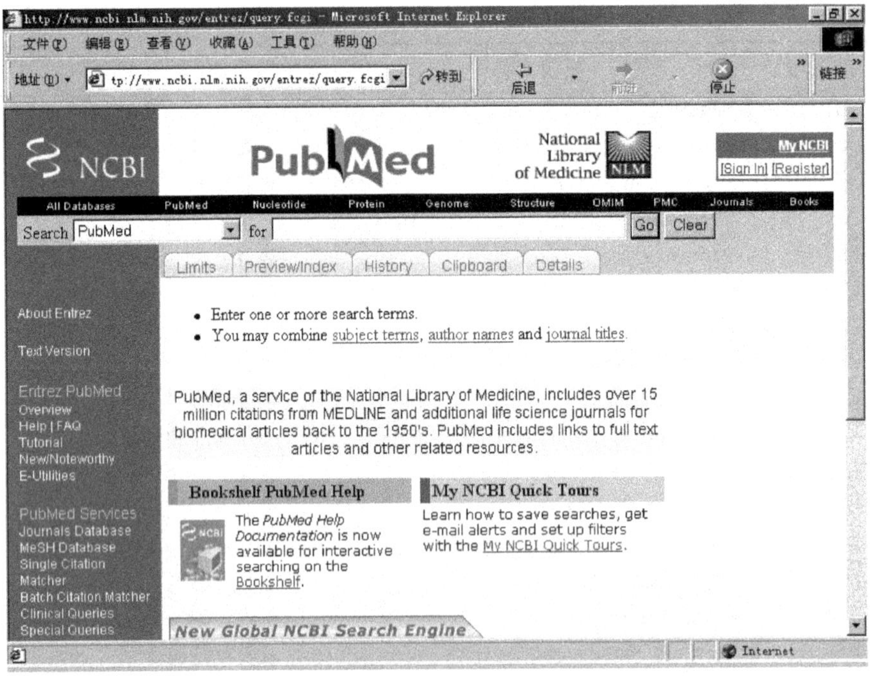

图 12-8 PubMed 主界面

(一) 检索功能区

检索功能区包括以下三个区域：

1. 在标题栏下方的黑色导航栏内，排列有 Entrez 系统的各个数据库按钮，如 Nucleotide(核苷酸序列数据库)、Protein(蛋白质序列数据库)、Genome(基因组数据库)、Structure(结构数据库)等等，点击以后便可以进入相应的数据库进行检索。

2. 在黑色导航栏的下方设有数据库选择框和检索词输入框，完成数据库选择和检索词的输入后，点击"Go"按钮，系统即开始检索。

3. 在检索词输入框下方，设有 5 个辅助检索功能按钮："Limits(限定)"、"Preview/Index(预检/索引)"、"History(检索史)"、"Clipboard(剪贴板)"、"Details(检索策略)"，检索时可根据需要选择使用。

(二) 系统服务区

系统服务区主要提供系统介绍及其他服务功能的相关链接，其中提供的 PubMed 服务主要包括：期刊检索(Journal Database)、主题检索(MeSH Database)、单篇或多篇引文查询(Single Citation Matcher 或 Batch Citation Matcher)、临床咨询(Clinical Queries)、特殊咨询(Special Queries)等。

(三) 检索结果显示区

用于显示系统提示信息和检索结果。

三、检索途径及使用方法

(一) 基本检索

1. 进入 PubMed 系统的主页便进入了基本检索界面(图 12-8);

2. 在检索数据库下拉框内选择“PubMed”,并在检索词输入框内键入检索词,点击“Go”按钮,系统即开始检索。

3. 若需要对检索词附加限定条件,可点击“Limits”按钮,系统即可以对检索字段、文献出版类型、文献出版日期、语种、年龄、性别等条件进行限定,以缩小检索范围。

4. 若键入检索词后直接点击“Preview/Index”按钮,可浏览最近三次的检索表达式和检出文献数,并可以通过布尔逻辑符匹配检索字段、检索词,进行二次检索。

5. 点击“History”按钮,可查看所有的检索表达式、检索时间和检出文献数,并可使用逻辑运算符匹配检索式序号进行检索,如:#1 AND #3。

6. 点击“Clipboard”按钮,可以将检索结果存放在剪贴板上,便于集中存盘或打印。

7. 如键入检索词后点击“Details”按钮,可以查看通过系统自动转换功能(Automatic Term Mapping)转换后的检索策略,以便于进行修改或调整。

例如系统可自动将“Vitamin C”转换为主题词“ascorbic acid [Mesh Terms]” 或文本词“Vitamin C[Text Word]”。但如果在检索词上加双引号,系统则不执行转换功能。

8. 系统支持使用截词符“ * ”进行截词检索;使用布尔逻辑运算符时须大写。

(二) 期刊检索

1. 进入 PubMed 主页后,点击系统服务区的“Journal Database”,或直接在检索数据库下拉框内选择“Journal”,点击“Go”,均可进入期刊检索界面(图 12-9)。

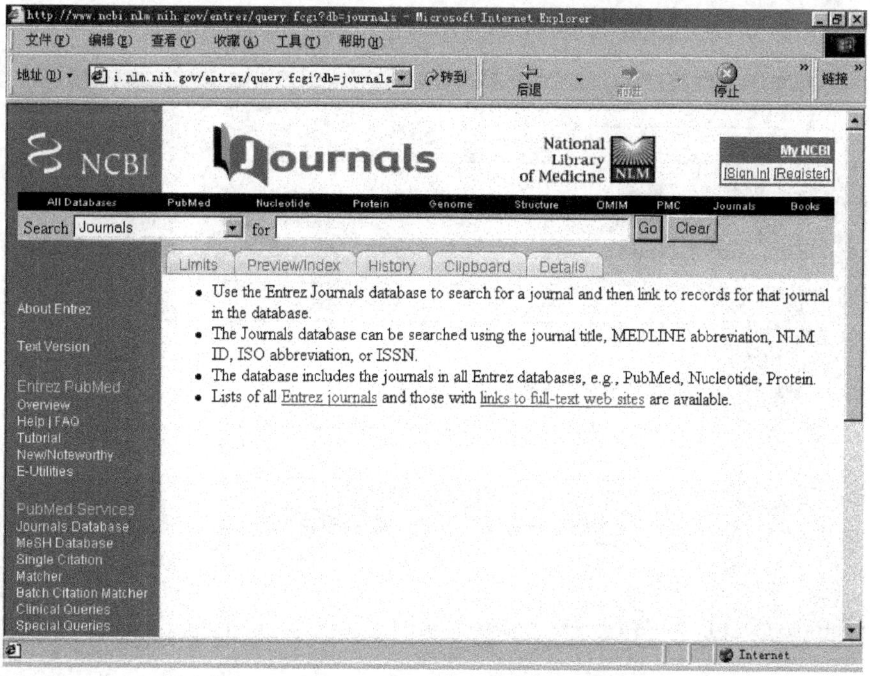

图 12-9 PubMed 期刊检索界面

2. 在检索词输入框内键入期刊全名、MEDLINE 缩写刊名、刊名词、ISSN 等，点击“Go”，系统即显示检出期刊的相关信息(图 12－10)。

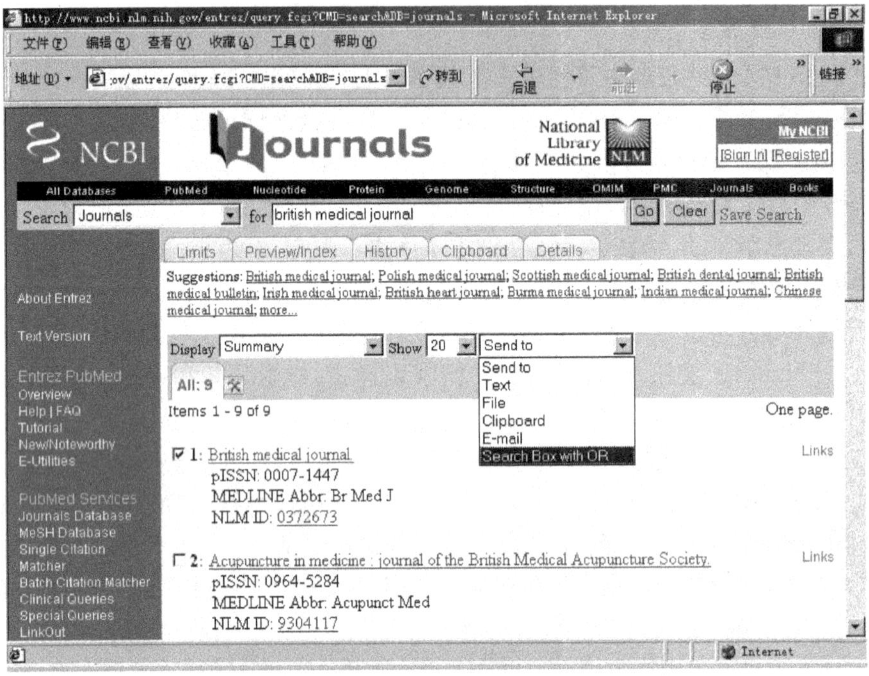

图 12－10　PubMed 期刊信息显示页面

3. 点击“Display”下拉框，可以选择不同的显示方式；选择所需记录后，点击“Send to”下拉框，选择“Search Box With OR”，在新弹出页面的文本框下方点击“Search PubMed”按钮，即可查阅所选期刊的文献(图 12－11)。

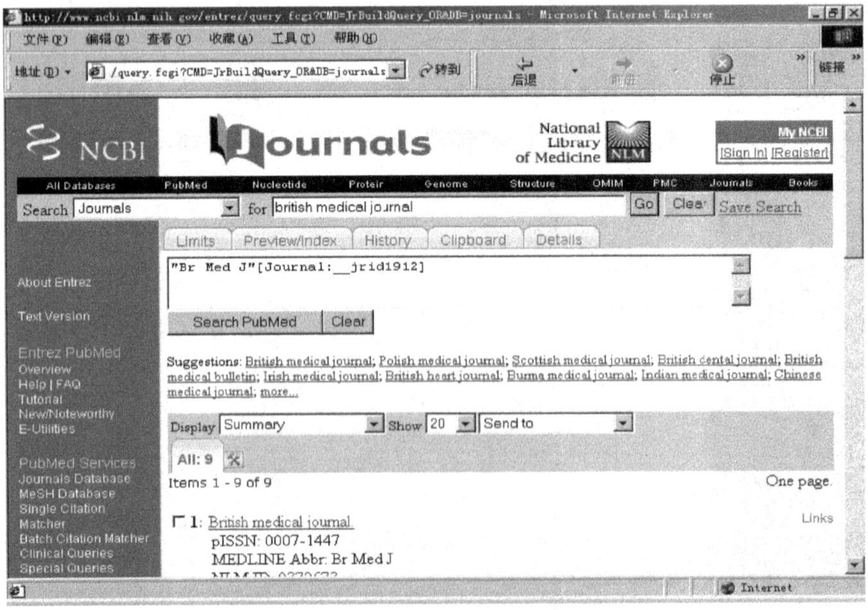

图 12－11　PubMed 查阅期刊文献页面

（三）主题检索

1. 进入 PubMed 主页后，点击系统服务区的“MeSH Database”，或在检索数据库下拉框内选择“MeSH”，点击“Go”，均可进入主题检索界面(图 12－12)。

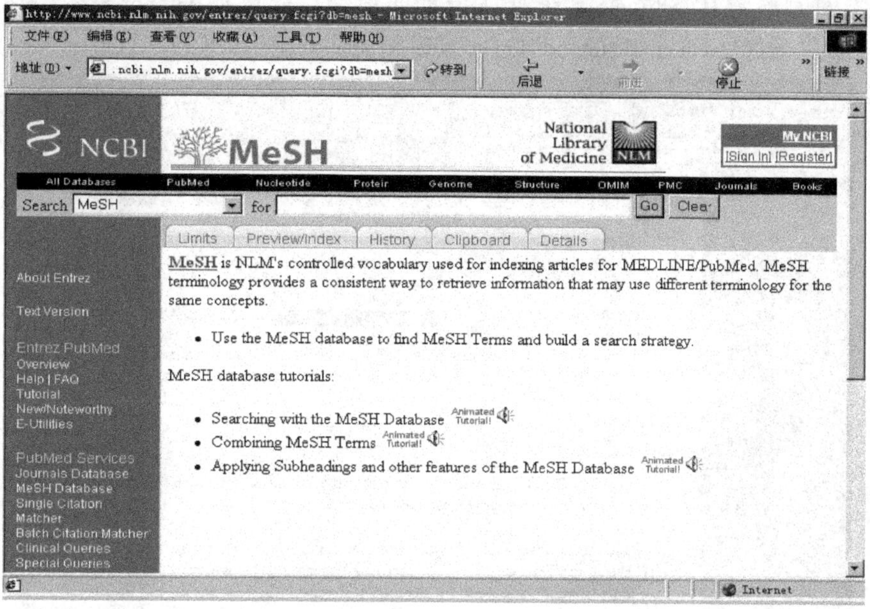

图 12－12　PubMed 主题检索界面

2. 在检索词输入框键入检索词，系统即自动转换成 MeSH 主题词进行检索，并显示检索结果(图 12－13)。

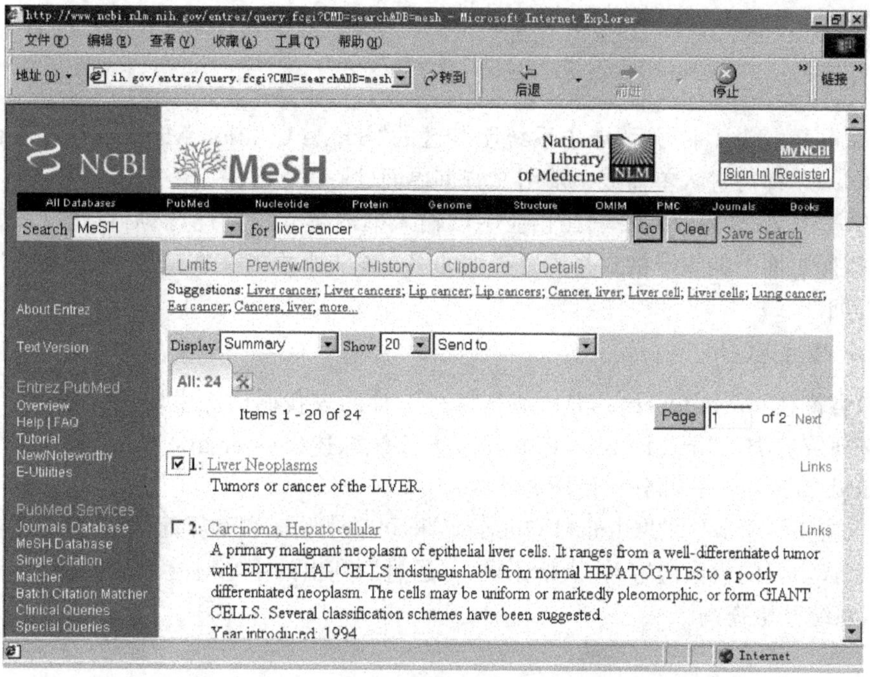

图 12－13　PubMed 主题检索结果显示页面

3. 点击选中的主题词，系统即给出该主题词的全部副主题词及其树状结构。

根据需要选择好副主题词（若为多选，它们之间的逻辑关系为 OR），并选择是否将检索结果限定在主要主题词字段（Restrict Search to Major Topic Heading Only）、是否进行扩展检索（是指同时检索其下位词，系统默认为扩展检索），然后点击“Send to”下拉框中的“Search Box”，通过“Search PubMed”按钮，获得相关文献记录（图 12－14）。

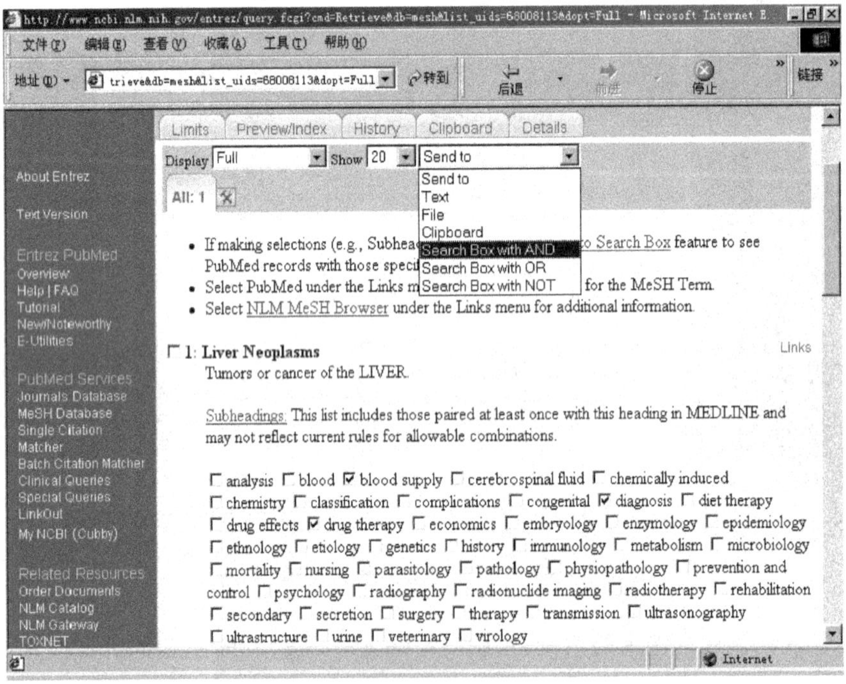

图 12－14　PubMed 副主题词组配页面

（四）引文检索

1. 进入 PubMed 主页后，点击系统服务区的“Single Citation Matcher”或“Batch Citation Matcher”，即可进入单篇或多篇引文查询界面（图 12－15、图 12－16）。

2. 单篇引文查询：根据要求在相应字段输入框内键入检索词，然后点击“Go”；多篇引文查询：按照页面上的规定格式将需要查询的引文输入下面的文本框内，然后点击“Go”，系统开始查询。

（五）临床咨询

临床咨询（Clinical Queries）是为临床医生设计的查找循证医学资源的最佳检索方式，包括临床研究分类（Clinical Study Category）、系统综述（Systematic Reviews）和医学遗传学（Medical Genetics）三部分。使用方法为：

1. 点击系统服务区的“Clinical Queries”，即可进入临床咨询界面（图 12－17）。

2. 选择需要的检索内容，输入检索词，并通过所列出的主题对检索词进行限定，然后点击“Go”，系统开始查询。

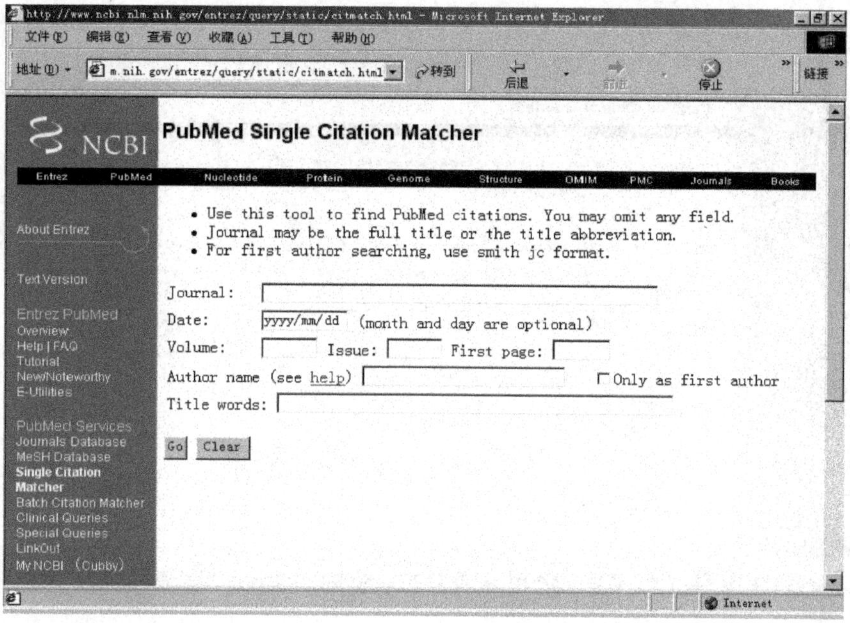

图 12－15　PubMed 单篇引文检索界面

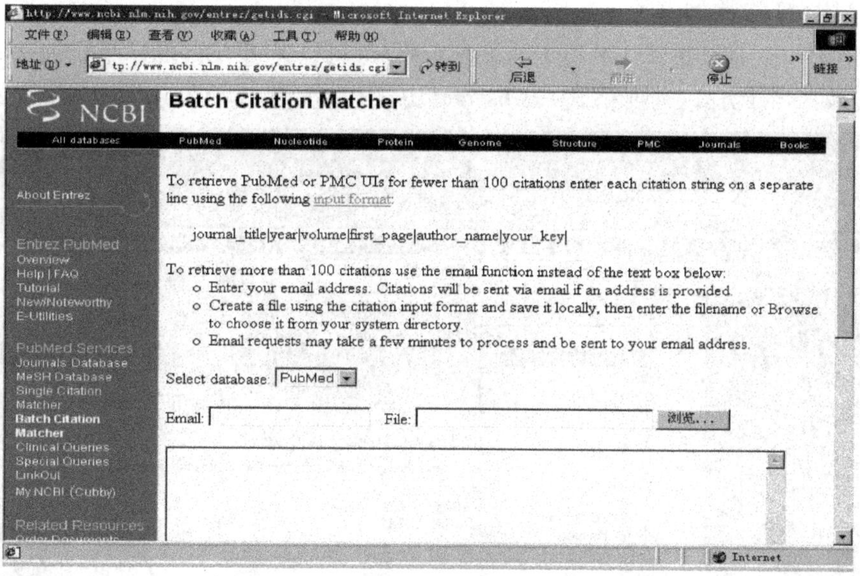

图 12－16　PubMed 多篇引文检索界面

外文医学文献检索工具

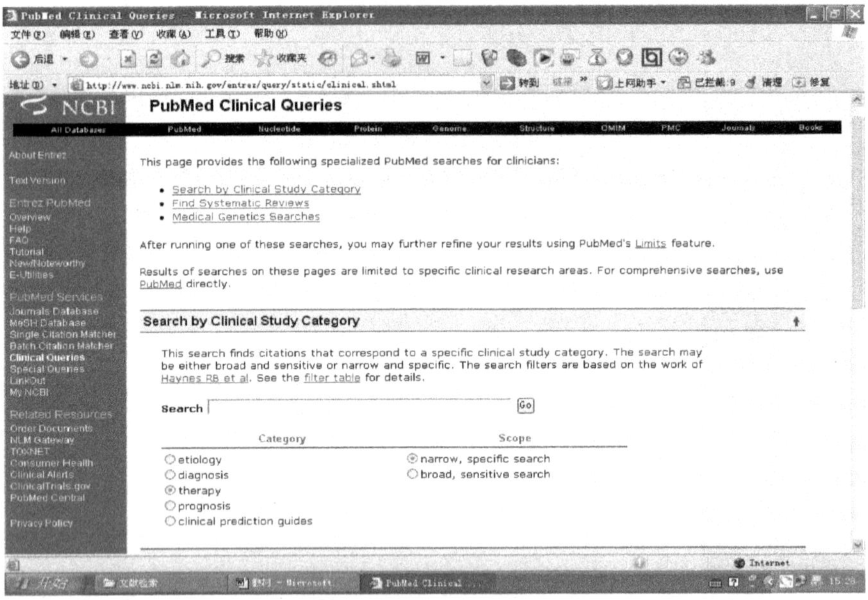

图 12－17　PubMed 临床咨询界面

四、检索结果的处理

（一）检索结果的显示

1. 图 12－18 是系统默认的检索结果显示格式，可以通过“Display”下拉框选择需要的显示方式，如 Brief 方式（简要格式）、Abstract 方式（文摘格式）、Citation 方式（引文格式）、

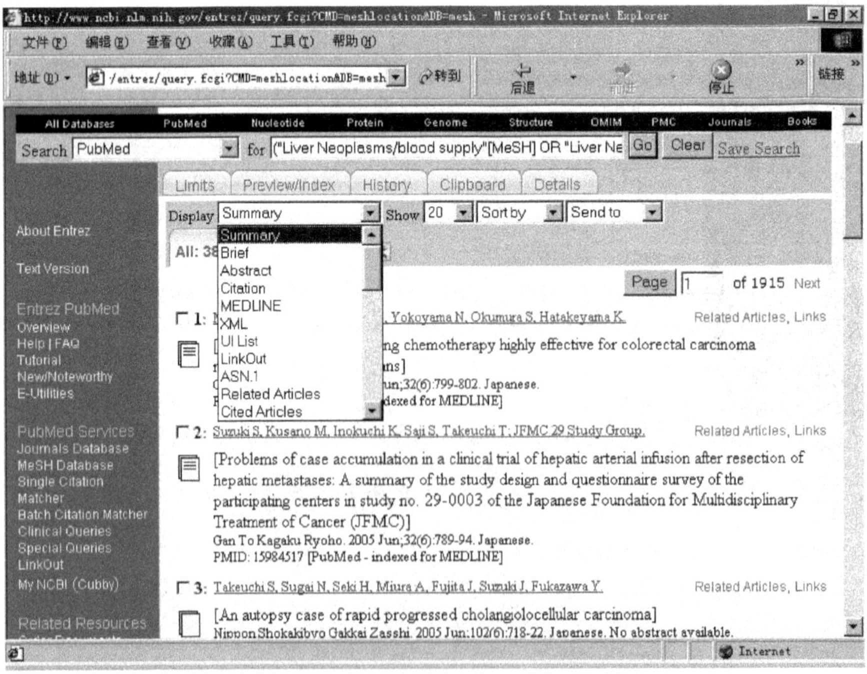

图 12－18　PubMed 检索结果显示页面

MEDLINE 方式(显示 MEDLINE 所有字段)等。

2. 点击每条题录的著者姓名,可进入文摘格式(图 12－19),不但可以浏览文摘,还可以通过其全文链接标记链接到该篇文献的全文。

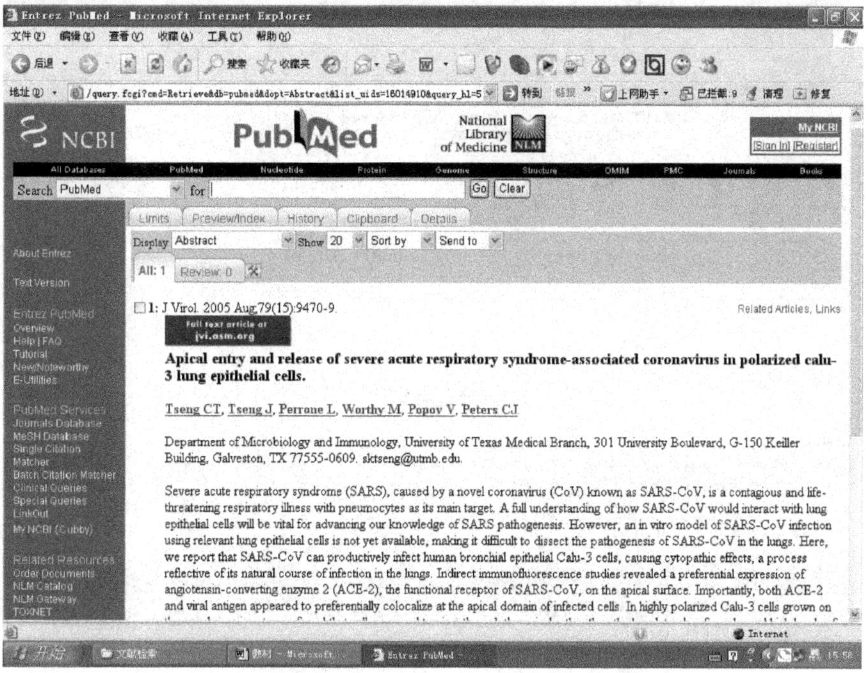

图 12－19　PubMed 文摘格式显示页面

(二) 检索结果的打印和保存

浏览记录时若发现命中文献,可以在记录序号前的方框内勾选,然后通过"Send to"下拉框选择打印或保存方式,如文本格式(Text)、文件格式(File);可以将检索结果直接打印、保存在剪贴板或指定文件,也可以通过 E－mail 发送到邮箱。

第九节　OVID 系统

一、概述

OVID 技术公司(OVID Technologies,Inc.)由 Mark Nelson 创建于 1984 年,是美国著名的数据库提供商。

OVID 目前收录了包括 MEDLINE 在内的 300 余种数据库,内容涉及人文、社会、科技等方面。其在线数据库 Journals@OVID 收录了 60 多个出版商提供的 1 000 余种科技和生物医学期刊,最早可回溯检索至 1993 年。2002 年,OVID 公司推出了 LWW 公司收录有 209 种医学期刊的全文专集库。

二、主界面的结构与功能

登陆 OVID 的主界面,选择数据库和检索年限后,便进入 OVID 的默认检索界面——

高级检索界面(图 12-20)。从上到下可依次分为功能按钮区、检索史显示区和检索功能区。

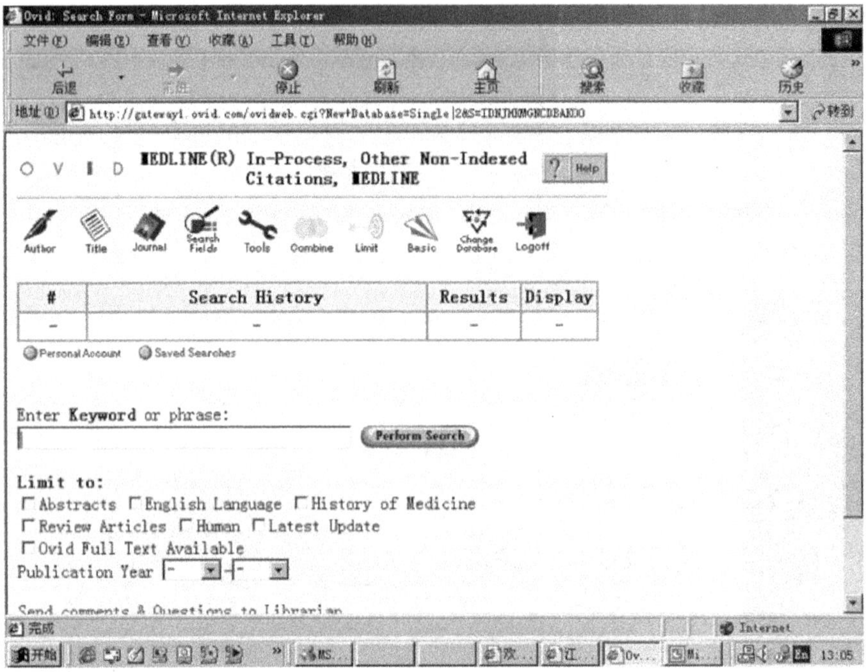

图 12-20　OVID 系统主界面

(一) 功能按钮区

该区设有 10 个功能按钮图标,它们分别是:

1. Author　著者检索按钮。

2. Title　标题词检索按钮,将检索词限定在标题字段中进行检索。

3. Journal　期刊检索按钮。

4. Search Fields　字段检索按钮,可选择在刊名、著者、标题等字段中进行检索。

5. Tools　工具按钮,相当于 Silver Platter 中的主题词检索。提供 5 个选项,即树状结构(Tree)、轮排索引(Permuted Index)、主题词范围注释(Scope Note)、扩展检索(Explode)和副主题词表(Subheadings)。

6. Combine　组合检索按钮,运用逻辑运算符 AND 或 OR,对历史检索表达式进行组合检索。

7. Limit　限定检索按钮,对检索词进行条件限定,如研究对象,是否带有全文、文摘,是否为英文文献等。

8. Basic　简单检索按钮,提供关键词和著者两种检索途径。

9. Change Database　数据库转换按钮。

10. Logoff　退出系统按钮。

(二) 检索史显示区(Search History)

每次自动显示最新的 4 个检索表达式,若需要显示所有执行过的检索表达式,可点击右侧的“Expand”按钮。

（三）检索功能区

包括检索词输入框和条件限制选项(Limit to)。

三、检索途径及使用方法

（一）著者检索

1. 在OVID主界面上点击“Author”按钮，进入著者检索界面。

2. 在检索词输入框内键入著者姓名，输入格式为姓在前，名首字母在后，如Smith J。设置好限定条件后，点击“Perform Search”，系统开始检索。

3. 在系统显示的著者姓名列表中选择所需著者，获得其发表的文献记录(图12-21)。

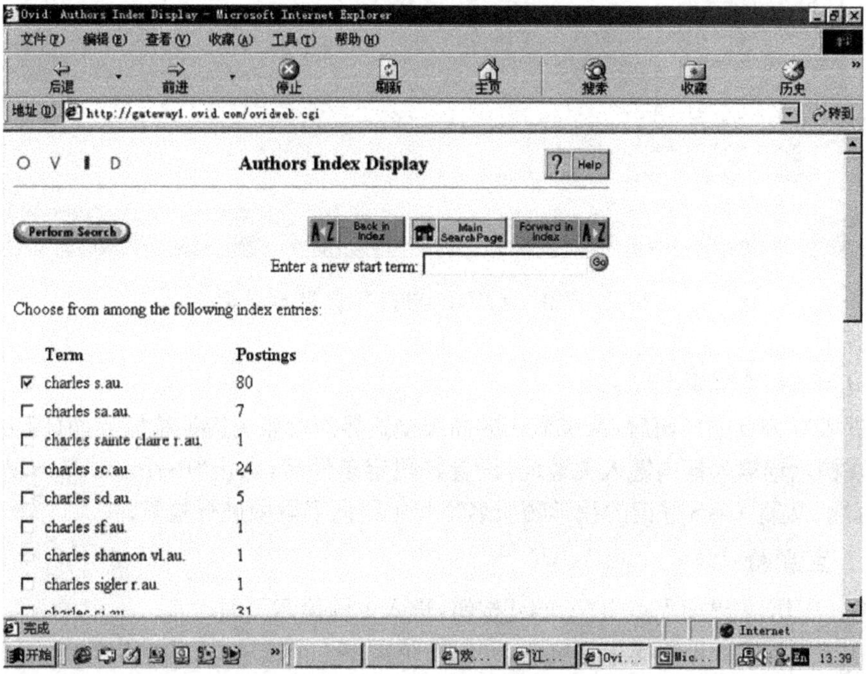

图12-21　OVID著者列表显示界面

（二）标题词检索

1. 在OVID主界面上点击“Title”按钮，进入标题词检索界面。

2. 在检索词输入框内键入文献标题中的词语，设置好限定条件后，点击“Perform Search”，系统开始检索。

（三）期刊检索

1. 在OVID主界面上点击“Journal”按钮，进入期刊检索界面。

2. 在检索词输入框内键入刊名全称或前半部分，不允许使用缩写形式。设置好限定条件后，点击“Perform Search”，系统开始检索。

3. 在系统显示的期刊一览表中选择需要的刊名，获得这些期刊发表的文献记录(图 12-22)。

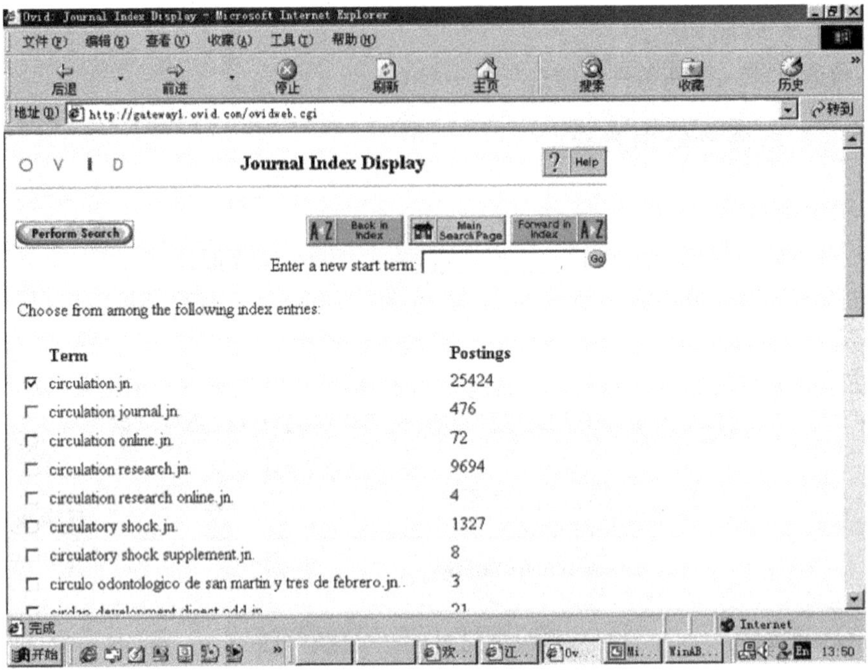

图 12-22　OVID 期刊列表显示界面

(四) 关键词检索

1. 进入 OVID 主界面后,系统默认的高级检索界面就是关键词检索界面(图 12-20)。

2. 在检索词输入框内键入关键词,设置好限定条件后,点击"Perform Search",系统即开始在标题、文摘、CAS 登记的化学物质名称和主题词字段中进行检索。

(五) 主题检索

1. 在 OVID 主界面上点击"Tools"按钮,进入主题检索页面。

2. 在检索词输入框内键入主题词,同时系统提供 5 个选项:树状结构(Tree)、轮排索引(Permuted Index)、主题词范围注释(Scope Note)、扩展检索(Explode)和副主题词表(Subheadings)。选择后点击"Perform Search",系统开始检索。

3. 根据不同的选项,系统提供相应的检索结果。如选择了"Subheadings",系统则给出可供组配的副主题词表(图 5-23)。

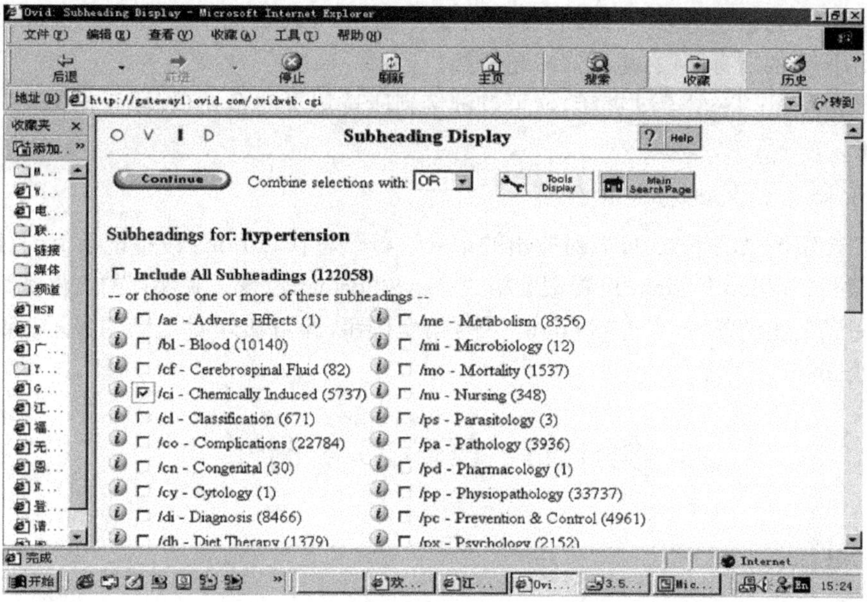

图 12－23　OVID 副主题词组配页面

四、检索结果的处理

（一）检索结果的显示

1. 每一条检索策略完成后，都会在检索史显示框内显示检索结果，点击右侧的“Display”按钮，即可浏览检索记录（图 12－24）。

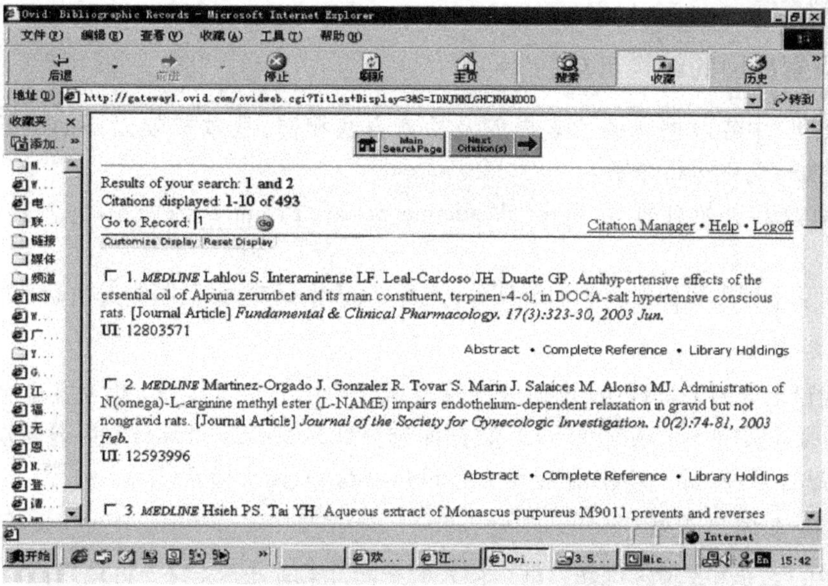

图 12－24　OVID 检索记录显示页面

2. 系统提供 3 种记录显示格式：默认格式（显示著者、标题、文献出处和记录序号字段)、Abstract格式(显示著者、标题、文献出处、记录序号加文摘字段)、Complete Reference格式(显示记录的所有字段,包括许多超链接)。

3. 点击"Full Text"全文链接,便可以链接到所选记录的全文(仅限于向OVID订购的全文期刊)。

(二) 检索结果的打印和保存

1. 在检索记录的下方,可以对输出的记录进行设置:Citations设置记录范围;Fields设置记录字段;Citation Format设置记录格式;Save Format设置记录保存的文件类型。

2. 完成上述设置后,点击"Action"下的相应按钮,即可实现对记录的显示、保存、打印和发送E-mail等功能。

第十节 EBSCO数据库

一、概述

EBSCO公司成立于1984年,是世界最大的提供文献服务的专业公司之一,并提供全文在线数据库检索系统。EBSCO可通过光盘和互联网(EBSCO host)提供100多种专业性的和综合性的数据库。

Academic Search Premier是EBSCO诸多数据库中的一个,它是当今全世界最大的多学科学术期刊全文数据库,提供了8 043种期刊的文摘和索引,4 591种学术期刊的全文,其中100多种全文期刊可回溯到1975年或更早。该数据库几乎覆盖了所有的学术研究领域,包括:社会科学、人文科学、教育学、计算机科学、工程学、物理学、化学、语言学、艺术、文学、医学、种族研究等。

二、检索界面的结构与功能

因EBSCO中各数据库的检索界面及检索方法相同,故本节仅以"Academic Search Premier"数据库为例进行介绍。

进入EBSCO初始页面后,点击"Academic Search Premier"数据库,进入其检索界面(图12-25)。

该界面从上到下可依次分为四个部分:工具栏、检索词输入框、限制选项和扩展选项。

(一) 工具栏

在界面最上方的工具栏中,排列着文献检索时使用的工具按钮,包括基本检索(Basic Search)、高级检索(Advanced Search)、数据库选择(Choose Databases)、关键词检索(Keywords)、主题检索(Subjects)、出版物检索(Publications)、图片检索(Images)等。

(二) 检索词输入框

工具栏的下方就是检索词输入框。输入检索词检索时,EBSCO允许使用:

1. 逻辑算符(AND、OR、NOT),指定检索词之间的逻辑关系。

2. 通配符(?),用来替代任何一个字母或数字。

3. 截词符(*),用来替代一个字符串。

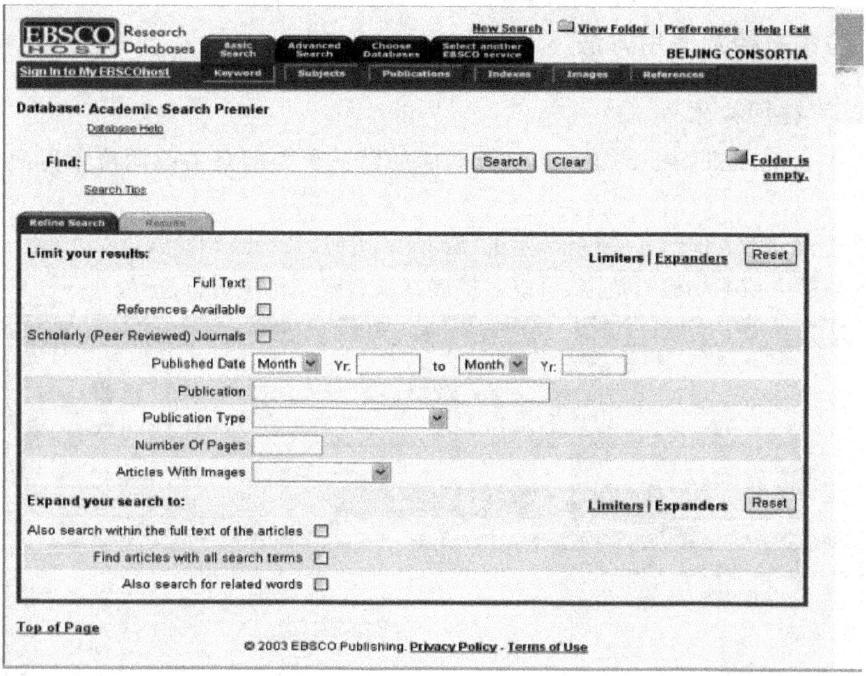

图 12－25　Academic Search Premier 数据库检索界面

4. 位置算符(N、W),N 表示检索词之间可以加入 n 个词,且词的先后顺序不限,如“A N3 B”表示 A 词与 B 词之间最多允许加入 3 个任意词;W 表示检索词之间可以加入 n 个词,但限制词的先后顺序,如“A W5 B”表示 A 词与 B 词之间最多允许加入 5 个任意词,且必须是 A 在前 B 在后。

(三) 限制选项

使用限制选项,可以缩小检索范围,提高查准率。不同的检索途径其限制选项会有所不同。常用的限制选项有:

1. Full Text　只检出带有全文的文献。

2. Scholarly (Peer-Reviewed) Journal　指有专家评审的期刊中的文献。

3. Publication　在限定的出版物中检索。

4. Published Date　限定文献出版的时间范围。

(四) 扩展选项

使用扩展选项,可以扩大检索范围,提高查全率。常用的扩展选项有:

1. Also search within full text of the article　在篇名、作者、期刊名、摘要等默认检索字段外,增加全文字段检索。

2. Include all search terms by default　在所有默认字段中检索。

3. Also search for related words　增加同义词等相关词的检索。

三、检索途径及使用方法

（一）关键词检索

1. 进入 Academic Search Premier 数据库的默认页面即是关键词检索界面（图 12-26）。

2. 在检索词输入框键入关键词，点击“Search”按钮，系统开始检索。

3. 如需扩大或缩小检索范围，可以对扩展选项或限制选项进行选择。

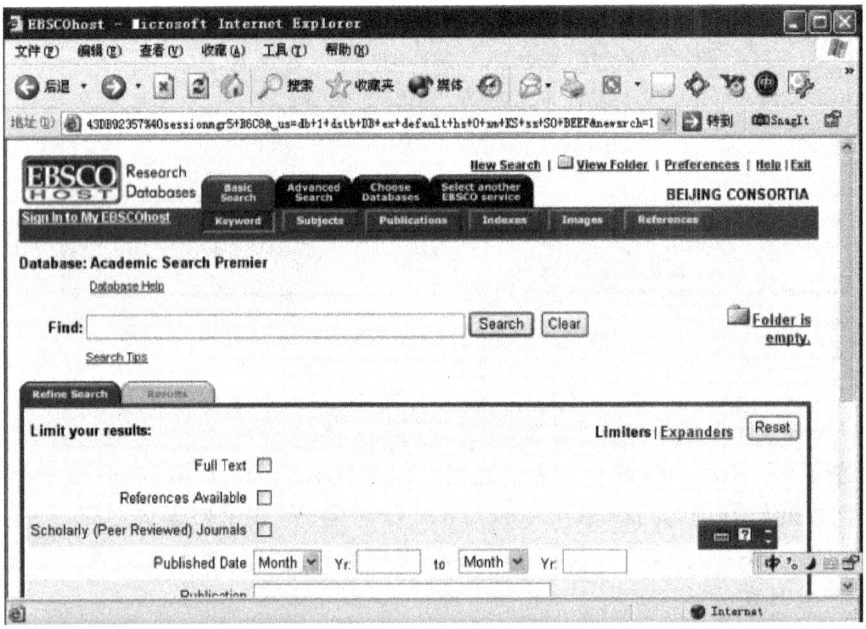

图 12-26　Academic Search Premier 数据库关键词检索界面

（二）主题检索

1. 在 Academic Search Premier 数据库检索主界面上，点击“Subjects”按钮，进入主题检索界面。

2. 在检索词输入框内键入主题词，点击“Browse”按钮，系统开始检索。

3. 点击列表中命中主题词下的记录，便可查看检出的文献。

（三）出版物检索

1. 在 Academic Search Premier 数据库检索主界面上，点击“Publications”按钮，进入出版物检索界面。

2. 在检索词输入框内键入出版物相关词语，点击“Browse”按钮，系统开始检索。

3. 点击列表中所需出版物名称，便可查看该出版物的相关信息（图 12-27）。

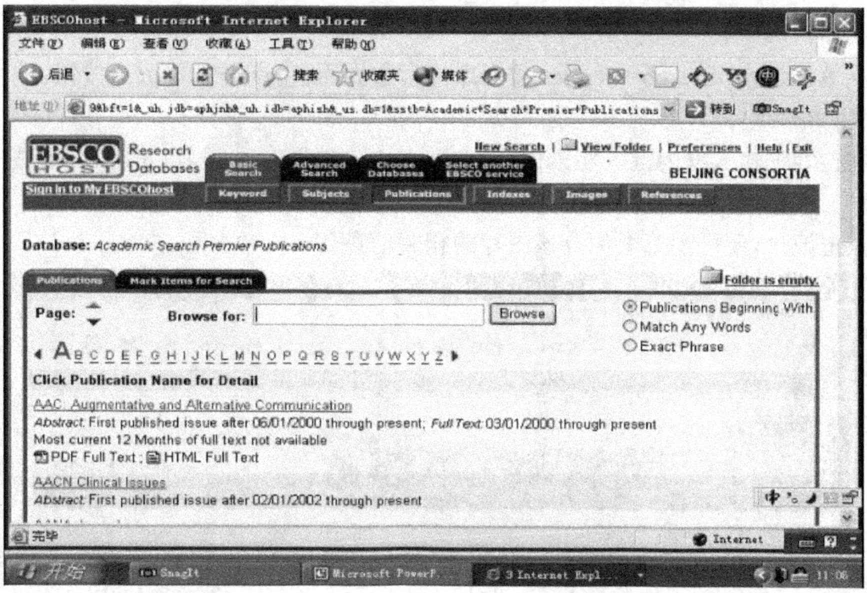

图 12－27　Academic Search Premier 数据库出版物列表显示界面

（四）索引词检索

1. 在 Academic Search Premier 数据库检索主界面上，点击“Indexes”按钮，进入索引词检索界面(图 12－28)。

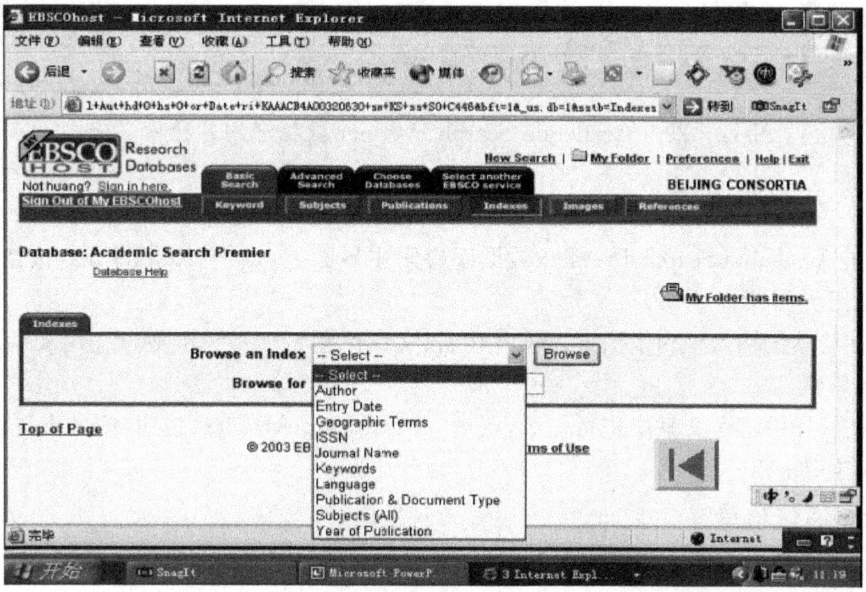

图 12－28　Academic Search Premier 数据库索引词检索界面

2. 首先在“Browse an Index”选择框内选定需要查询的索引种类，然后在检索词输入框内键入相应检索词，点击“Browse”按钮，系统开始检索。

（五）图片检索

1. 在 Academic Search Premier 数据库检索主界面上，点击“Images”按钮，进入图片检索界面(图 12－29)。

2. 在检索词输入框内键入检索词，并在列表中勾选图片种类，点击“Search”按钮，系统开始检索。

3. 点击记录，便可浏览图片及该图片的相关信息。

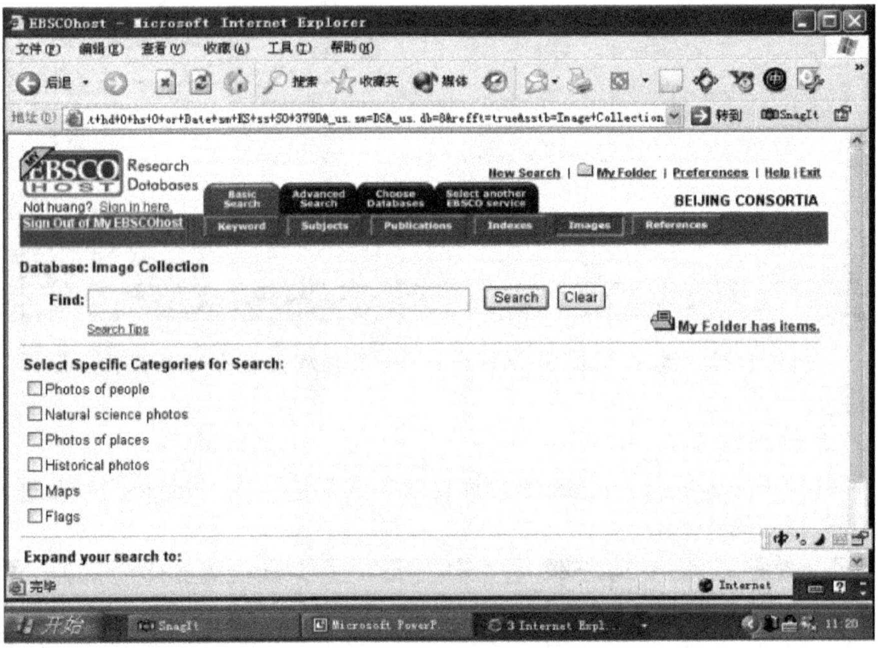

图 12－29　Academic Search Premier 数据库图片检索界面

（六）参考文献检索

1. 在 Academic Search Premier 数据库检索主界面上，点击“References”按钮，进入参考文献检索界面(图 12－30)。

2. 在检索词输入框内依次键入著者姓名、文章标题名、出处、年限，点击“Search”按钮，系统开始检索。

3. 在检出的参考文献中进行勾选，点击“Find Citing Articles”按钮，便可查看该篇参考文献的引文(图 12－31)。

（七）高级检索

1. 在 Academic Search Premier 数据库检索主界面上，点击“Advanced Search”按钮，进入高级检索界面(图 12－32)。

2. 选择检索字段，输入检索词，并运用逻辑算符组成检索策略，点击“Search”按钮，系统开始检索。

3. 需要时可以附加下方列出的限制选项和扩展选项进行检索。

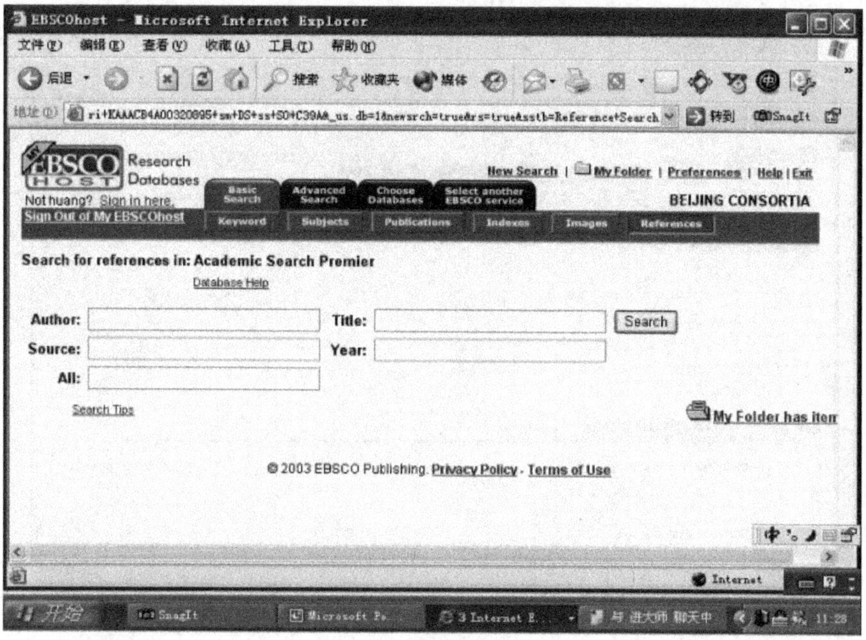

图 12 - 30 Academic Search Premier 数据库参考文献检索界面

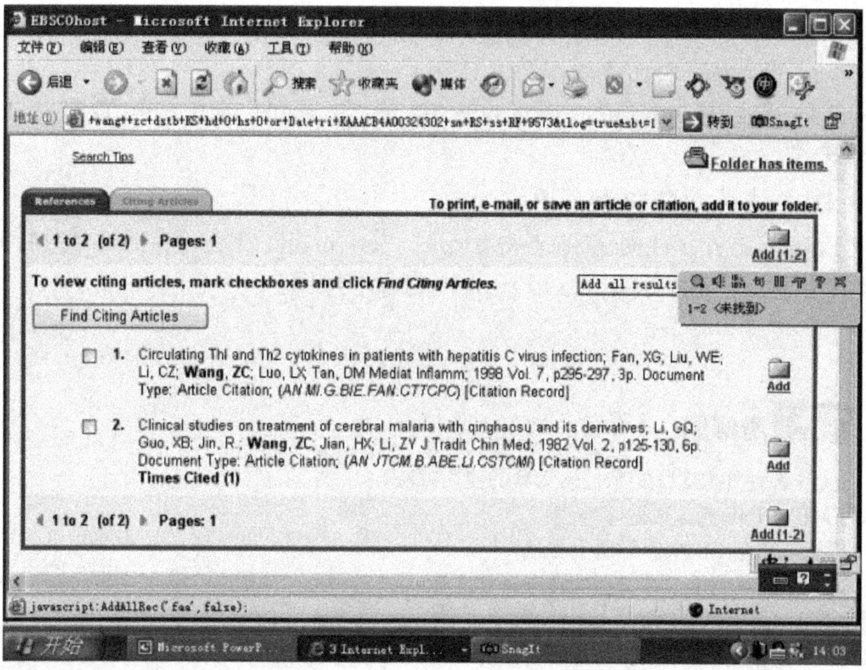

图 12 - 31 Academic Search Premier 数据库参考文献显示页面

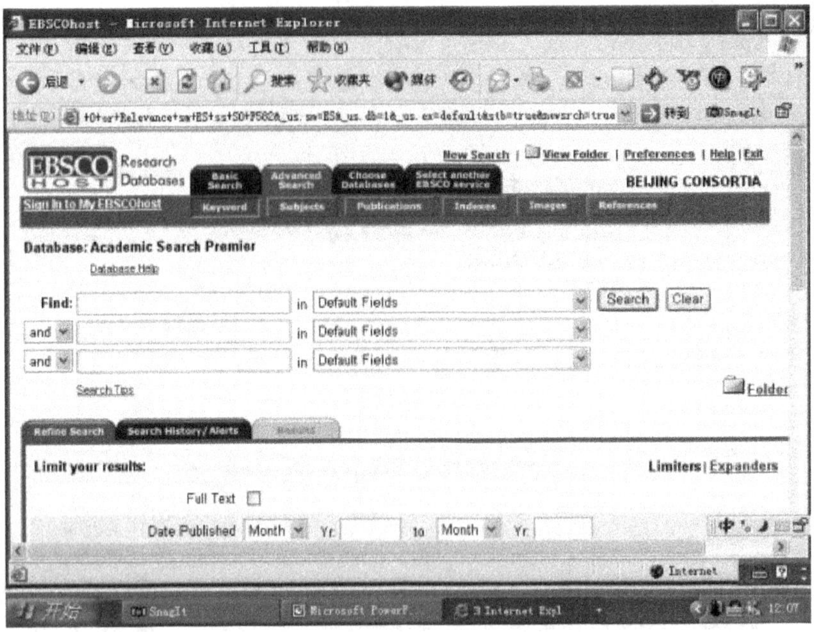

图 12-32 Academic Search Premier 数据库高级检索界面

四、检索结果的处理

(一) 检索结果的显示

1. 检出结果以题录形式显示，勾选命中题录后点击“Add”文件夹图标，将检索结果保存在文件夹里，以便统一打印或保存。

2. 对附有全文的文献，可以通过点击其全文链接(HTML Full Text 或 PDF Full Text)查看全文。

(二) 检索结果的打印和保存

点击“Felder”打开文件夹，分别点击“Print”、“E-mail”、“Save to Disk”按钮，便可以对已经存储的检索结果进行打印、发送 E-mail、存盘等操作。

复习思考题

1. 实习操作各种外文医学文献检索工具的使用方法。
2. 利用 MEDLINE 光盘数据库，检索：
   (1)近五年高血压的病因学研究文献；
   (2)近三年乳腺癌手术并发症的临床研究文献。
3. 利用 PubMed 系统，检索：
   (1)近十年儿童艾滋病预防与控制方面的文献；
   (2) 检索英国医学杂志(British Medical Journal)近一年收录的有关胃癌治疗的实验研究文献。
4. 利用 OVID 数据库，检索近三年采用内窥镜治疗胆囊肿瘤的文献。
5. 利用 EBSCO 数据库，检索近五年冠心病介入治疗的文献。

(曹迎庆)

第十三章 医学参考工具书

参考工具书是专门提供某一方面的知识或资料线索的特定类型的图书，包括字典、词典、百科全书、年鉴、手册、图谱、名录、索引、文摘等各类知识查考性图书。广义的工具书还包括一些经典的专著和教科书，如《希氏内科学》、《克氏外科学》等。

参考工具书与普通图书相比，其内容广采博收，叙述扼要，多按词条字顺或分类进行编排，具有高度的知识性、概述性和易检性。是人们工作和学习不可缺少的有力工具。

第一节　医学参考工具书的类型

常用医学参考工具书有如下类型：

一、词（辞）典

词（辞）典是指汇集医学专业词汇、术语，并说明其概念、意义和用法，按照字顺进行编排的工具书。如《实用医学大词典》、《汉英医学大词典》、《中药大辞典》等等。

二、药典

药典是指国家制订的药物质量标准，具有法律效力，如《中华人民共和国药典》、《美国药典》等等。

三、百科全书

百科全书是指汇集医学领域内各个学科的知识，进行分类叙述，附有参考书目，并按照字顺组织编排的工具书，如《中国医学百科全书》、《中国大百科全书》等等。

四、年鉴

年鉴是指汇总一年中医学领域发生的重大事件、取得的新成果、新进展，以及相关统计资料的工具书，如《中国卫生年鉴》、《中国药学年鉴》、《世界卫生统计年鉴》等等。

五、手册

手册是指以简明、缩略的方式汇集医学领域内经常需要查考的基本资料和数据的事实性工具书，如《医学常用数据手册》、《临床合理用药手册》、《全科医生实用手册》等等。

六、名录

名录是指提供人物或医药卫生机构名称、地址、概况等基本信息的工具书，如《医学专家名录》、《世界医学院校名录》等等。

七、图录和表谱

图录和表谱图录是以图像揭示事物的参考工具书。如《人体解剖图谱》、《外科手术图谱》等等；表谱是以编年或表格形式记载事物发展的工具书。如《中华人民共和国医药大事记(1949－1983)》、《中国医学通史》等。图录表谱的主要特点是简明、直观、形象。

第二节　医学参考工具书的利用

医学参考工具书种类繁多，有些内容单一，如《遗传工程词典》、《癌症词典》等；有些内容则是综合性的，如《中国医学百科全书》、《中国医学年鉴》等。由于同一类知识或资料可以被多种不同的工具书采集收录，同一种工具书也存在不同的版本，因此参考工具书在内容上存在一定的重复和交叉，使用时，应根据检索需求进行选择。

一、医学词语、概念的查找

(一) 一般医学术语的查找

1. 直接利用收录全面、解释详尽的医学词(辞)典，便可获得所需信息，如《实用医学大词典》。

2. 利用收录全面、系统的医学百科全书查找相应学科的名词术语，如《中国医学百科全书》。

3. 还可以利用相关医学专著和教科书进行查找，如《希氏内科学》。

(二) 医学名词译名的查找

根据不同的语言，查找相应的译名工具书。如查找汉语对应的外文医学词汇时，可使用《汉英医学大词典》、《汉日医学大词典》等；查找外文对应的汉语医学词汇时，可使用《英汉医学词汇》、《日英汉医学词典》等。

(三) 医学缩略语的查找

在医学词汇中经常使用缩略语，如“MeSH”、“IPC”等等，要了解其准确含义，可以通过医学缩略语词典(如《英汉医药学缩略语词汇》)、一般医学词典、医学书刊附有的缩略语对照表(如《BA》所附的缩略语对照表、《IM》所附的刊名缩写全称对照表等)进行查找。

二、医学人物和机构的查找

(一) 医学人物的查找

1. 通常利用医学名人录(如《国际医学名人录》)，查找当代在世医林人物资料；利用医学传记词典(如《美国医学家传记词典》)，查找历史上的医学人物资料。

2. 利用百科全书或医学年鉴查找人物资料。医学年鉴还设有人物评价专栏和人物索引。

3. 利用医学检索工具的著者检索途径进行查找(具体方法可参见各检索工具的使用方法)。

4. 获知人物所在机构时,可以利用机构名录进行查找。

(二) 医学机构的查找

1. 查找医学机构资料时,最常用的是各类医学机构名录,如《世界医学院校名录》。

2. 利用医学年鉴也可以查找到医学机构,尤其是新成立的医学机构的信息。

3. 利用医学检索工具查找所需医学机构的相关信息。

三、医学统计资料的查找

(一) 利用年鉴查找

可以利用专门的统计年鉴,如《世界卫生统计年鉴》,也可以利用一般年鉴,如《中国卫生年鉴》中的卫生统计栏目进行查找。

(二) 利用医学资料汇编和专业手册

如《中国卫生保健》、《计划生育手册》等等。

四、医药卫生政策法规的查找

(一) 利用有关政策法规汇编查找

如《中华人民共和国法规汇编》、《最新医疗卫生法规全书》、《中华人民共和国卫生法规汇编》、《全国卫生防疫标准规范与防疫机构工作政策法规全书》等等。

(二) 利用年鉴查找

利用年鉴中有关的政策法规栏目,可以方便地查找近期公布且尚未收入法规汇编的最新医药卫生政策法规。

五、药学资料的查找

(一) 利用药典

利用各国、各地区药典,可以快速准确地获得该国家、该地区的药品质量标准,如《中华人民共和国药典》、《美国药典》、《英国药典》、《欧洲药典》等等。

(二) 利用医药词典或手册

医药词典和手册可以反映药物名称、药理作用、临床适用范围、使用方法、剂量、毒副作用等相关信息。如《中药辞典》、《英汉临床药物最新词汇》、《临床药物手册》等等。

(三) 利用百科全书和年鉴

可以利用《中国医学百科全书》的《方剂学分卷》和《药物学与药理学分卷》查找有关药物信息;利用《中国药学年鉴》、《中国中医药年鉴》等查找药物研究与应用的新成果和新进展等。

(四) 利用医学文献检索工具

可以利用医学文献检索工具查找有关药物信息。

复习思考题

1. 检索糖尿病的临床表现及其诊断指标。
2. 检索休克的分类以及治疗方法。
3. 检索抗生素菌必治的适应证、用法与剂量。
4. 检索治疗胃、十二指肠溃疡的药物种类与适应证。

（曹迎庆）

第十四章 科技查新

科技查新咨询是随着科研体制改革而产生的一种新的咨询服务，它的出现使科学研究的起点、效益和水平都得到很大的提高，受到科技界广泛的关注。国家卫生部 1989 年即颁布了《卫生部卫生科技项目查新咨询工作规定》，指出查新咨询工作是科研管理工作的重要组成部分，规定申请医药卫生科技项目的立题、成果鉴定、奖励以及有关医药卫生科技活动的评价等，均需有查新单位出具的查新报告，否则不予受理。这一决策无疑对于推动我国医药科研项目的立项和成果审定的规范化起到了极其重要的作用，使查新咨询工作成为整个医药卫生科技管理中的一个必不可少的环节。

为了加强对科技查新的管理，规范查新活动，保证查新的公正性、准确性和独立性，维护查新有关各方的合法权益，国家科技部于 2000 年 12 月 8 日颁布了《科技查新规范》(国科发计字[2000]544 号)，自 2001 年 1 月 1 日起实施。该规范由 13 部分组成：一是基本术语，对查新活动中所使用的基本术语进行了定义；二是基本原则，规定了查新活动应当遵循“自愿”、“依法查新”和“独立、客观、公正”的基本原则；三是查新委托人，规定了查新委托人的义务、行为规范、权利和法律责任；四是查新机构，规定了查新机构的受理、行为规范、查新收费以及法律责任；五是查新合同，规定了订立和履行查新合同的基本原则，查新合同的基本内容、形式与要求；六是查新人员，规定了查新机构在委派查新员和审核员时应当遵循的回避原则，查新员和审核员应当具备的条件，查新员、审核员的职责和查新人员的责任；七是查新咨询专家，规定了查新咨询专家应当具备的条件，选择查新咨询专家的原则，查新咨询专家的行为规范、职责与责任；八是检索，规定了检索年限；介绍了检索方法的选择、检索策略的制定、检索结果的检验和调整；九是查新报告，规定了查新报告应当包括的内容及要求；十是查新争议，规定了解决查新合同争议的原则和方法；十一是档案，规定了查新档案应当包括的基本内容，给出了查新档案管理的基本要求；十二是查新程序，规定了处理查新业务的程序，即查新委托和受理、检索准备、选择检索工具、确定检索方法和途径、查找、完成查新报告、提交查新报告、文件归档等；十三是附则。进行科技查新活动，应根据需要，认真学习和了解以上相关的内容。

第一节 科技查新的概念和作用

科技查新工作是我国对科学研究和科研成果实施科学化管理，由科研管理部门提出并委托科技情报机构进行的一项有意义的情报服务工作。它是通过科技信息检索手段或计算机检索，运用综合分析和对比的方法，说明查新课题在创新点或技术要点上的确具有新颖性，为科研立项、成果鉴定或报奖等评价提供客观事实依据的一种公众性信息咨询服务。国家科技部《科技查新规范》对查新的概念是这样描述的：查新是科技查新的简称，是指查新机构根据查新委托人提供的需要查证其新颖性的科学技术内容，按照《科技查新规范》操作，并作出结论。

通过科技查新，可以为科技项目立项和成果鉴定等科技活动的新颖性评价提供可靠的科学依据，可以和专家鉴定相结合，确保科技项目研究质量，防止低水平重复，促进科技项目和成果管理的科学化和规范化。其作用主要有三个方面：一是为科研立项提供客观依据；二是为科研成果鉴定、评估、验收、转化、奖励等提供客观依据；三是为科技人员的研究提供可靠而丰富的信息。因此，科技查新工作具有很强的客观性和权威性，是一项要求高、难度大且十分复杂的情报服务工作。它不同于一般的咨询和文献检索工作，而是经过文献检索和必要的调研，在占有大量国内外有关资料的基础上，对有价值的情报加以系统分析、综合评价，对查新项目写出有根据、有分析、有对比、有建议的查新报告，为科技管理部门和专家评议提供可靠的情报依据。

当前医药卫生科技项目的查新工作主要是通过科技文献检索和综合分析的方法，对医药卫生科研项目（包括立项、鉴定和评奖项目）提供"创造性、科学性、实用性"的情报证明或依据，其实质是对医药卫生科技项目新颖性的审查，即有无与查新课题相同或相类似的文献报道，一般不对科学性、实用性做评价。

第二节　科技查新的类型

根据不同的目的和要求，查新工作的范围包括科研立项、成果鉴定和奖励、专利申请及新产品开发、引进技术项目论证等。医药卫生系统的查新咨询工作主要是科技项目立项查新和成果评审查新两种类型。

一、科技项目立项查新

科技项目立项查新是在课题立项之前进行，其主要作用是通过查新，全面了解查新申请课题在国内外是否已有人进行过研究，取得什么成果，或目前的进展情况，对比之下，申请课题的研究方案有何新颖性，从而为确定申请课题是否具有立项价值提供信息依据。其次，申请人通过查新咨询服务，可以积累国内外相关资料，修整自己的研究内容和方法，制订出创新的研究方案。

科技项目立项查新对于避免低水平的重复，无谓的人力、物力的浪费有着极其重要的价值。

二、成果评审查新

成果评审包括成果鉴定和评奖。当一项科研项目完成或取得重大阶段性成果后进行成果鉴定，必需经过查新，这是目前我国实行的一种管理制度，主管部门和科技人员都应十分重视。

成果鉴定是对成果实施奖励和推广应用的前提。通过查新，查清该成果在国内外是否已有文献报道。如果查到已有同类或类似的研究，则需要对该课题的创新点与检出的国内外相关文献进行比较，做出新颖性评价，供管理部门和专家鉴定作参考，有助于提高评审工作的公正性和客观性。

成果评审查新对于保证成果鉴定的质量、防止鉴定的失真，使成果评奖公平、公正，起着重要的作用。

三、专利申请查新

专利申请查新，即通过查新，对专利的新颖性作出评价。一项发明能否取得专利权，必须有专利局的专业审查人员进行新颖性、创造性、实用性审查。医学信息咨询部门进行专利查新仅能为用户在申请专利之前，衡量是否达到申请条件时提供参考，出具的专利查新报告一般来说不会被专利局认可，因此只能作为一般性咨询服务。

第三节　查新单位和用户委托

一、查新单位

查新单位是指具体实施查新工作的机构，通常为情报服务部门。查新单位的条件必须由主管部门组织咨询工作专家和科研管理干部进行实地考察论证，然后正式下文确认。未经主管部门认可的机构出具的查新报告通常无效。

依据查新单位的工作水平、任务范围和管理体制，查新单位分为一级查新单位和二级查新单位，此外还有各地方主管部门确认的查新单位。不同级别的主管部门确认的查新单位其权限是不同的。

一级查新单位由国家科技部确认，承担国家、部门及地方科技项目的查新任务。如国家自然科学基金、国家科委课题等。二级查新单位由各部委确认，承担本部门及本地区科技项目的查新任务，卫生部确认的查新咨询单位可以承担直至部级的医药卫生科技项目的查新任务。

二、用户委托

（一）选择查新单位

目前大多数地区都有查新单位，大城市往往有数家查新单位。由于各查新单位承担的任务都有一定的范围，出具的查新报告，大多数只能在一定的范围内有效，因此在委托前选择查新单位十分重要，以免查新报告无效。

查新单位的委托要根据主管部门的要求来确定。如主管部门未明确规定具体的查新单位，通常应选择项目主管部门或本系统确认的查新单位。专利查新必须由专利局的专业审查人员进行审查。一般查新单位出具的专利查新报告，通常情况下不会被专利局认可。

（二）办理委托

办理委托是向查新单位提出申请，同时提交有关技术材料，并填写查新委托书，经双方当事人协商一致后，查新单位始予受理。可按如下程序办理。

1. 填写委托书　查新委托书是查新人员初步了解查新意图和目的的书面材料，有助于查新人员理解查新项目的内容要点。委托书的内容很多，应按规定认真填写。并应简明扼要地填写课题的创新点，提供适当的检索词，特别是一些专有名词。委托人还应写明有无特殊保密要求。所用文字及专业术语应准确规范，并与项目材料一致。

2. 提交材料　包括：①单位出具的申请公函。②立项查新需提交科研项目申请书；成果查新需提交成果申报书。③课题组发表的论文原件或复印件。④委托人手头已积累的国内外文献的题录或全文复印件。

3. 权利与要求　查新单位接受查新项目后，委托单位及委托者可在规定的范围内提出自己的要求：①保密要求，委托者有权就查新项目中任何技术内容提出保密要求，受理查新的单位及查新人员必须遵守；②查新要求，在通常情况下，查新项目中有部分内容可能不作查新结论，委托者可就查新项目中的部分技术内容提出具体的查新要求，查新人员应在不违反原则的前提下尽量予以满足。同时，委托单位及委托者有权对查新报告中因技术性原因造成的不符合要求或结论失真提出疑义，或要求免费重查。因此，查新报告应客观公正、结论有据，对委托单位及委托者负责。

第四节　科技查新流程

科技查新流程可分为以下 12 个步骤。

一、信息选择

信息选择是指负责查新的人员对查新用户委托书中的基本信息进行鉴别。负责的查新人员需要全面分析查新用户的查新问题，明确委托书的中心概念，进而判断查新所需的信息类型。

二、查新对话

查新对话是指负责查新的人员必须选择是否需要对查新用户的查新课题做进一步的补充和说明。这一步骤要求负责查新的人员针对查新用户的查新课题与查新用户进行对话，以更加完整地了解查新用户对信息的实际需求，防止在对查新用户所需要查新的问题还未完全弄清楚时便开始检索，避免浪费双方的时间，并可避免影响负责查新的人员的自信心与信誉。

三、选择查新所用信息源的种类

负责查新的人员明确了查新用户的查新委托，就要开始确定查新所用信息源的种类。一般查新咨询中较多的是采用机读的数据库和印刷型的医学检索工具，同时，各种医学工具书和期刊也是查新咨询不可忽视的重要信息源。

四、选择具体信息源的类型

负责查新的人员对于不同的查新委托可根据查新课题的学科内容与检索工具的收录范围和刚刚出版的有关期刊，选择能够获得完成该查新项目所包含的信息源的具体种类，以尽可能保证检出文献的查全率。

五、选择检索方法

查新检索中最常用的是倒查法。如果查新用户委托书中的中心概念较难确定时，负责查新的人员根据查新用户提供的线索，可采用的有追溯法、排检汉字的形序法或音序法。

六、确定检索式

查新用户的查新委托涉及多个概念，负责查新的人员在检索前用逻辑组配符号 AND、OR、NOT 将查新用户查新委托书中的概念进行组配，将复合概念用一个检索式准确地表达出来，使查新检索更加准确无误，这是查新咨询最重要的一个环节。如果检索式出现错误，会使查新检索误入歧途。

七、查新检索过程

负责查新的人员根据确定的检索式来检索机读的数据库和检索工具，提取出完成该查新项目的全部信息。在检索中如发现检索式有问题，可及时修改，尽最大可能以最快的速度完成检索过程，保证查新检索的快速与准确。

八、选择密切相关文献

负责查新的人员从提取出的全部信息中判断出完成该查新项目的对比分析的核心文献。核心文献是与查新用户查新要点的信息基本相符的文献，而一般文献是与查新用户查新要点的信息部分相符的文献。

九、对比、分析与综合

负责查新的人员在阅读密切相关文献原文的基础上，按照文献发表的时间、研究内容的深度和准确程度以及有价值信息含量的多少对文献进行质量分析，然后确立对比分析的要点，从而确定出该查新项目的创新点，保证查新结论的正确与完整。

十、完成查新报告

负责查新的人员完成上述步骤以后，将查新结果用简明的文字表达出来，完成查新报告。查新结论要具有全面性和准确性，能客观地反映出该查新项目的国内外研究状况。负责查新的人员既不能受查新委托单位或查新委托人观点的影响，也不能受任何其他因素的影响，防止做出不符合实际情况的查新结论。

十一、查新审核

负责查新的人员查新报告完成以后，应交与审核人进行复核。审核人必须是具有副高以上职称的专业人员，必要时可聘请有关专家成立审核小组，进行权威性的专业审核。查新审核的重点在以下几点：①查新检索是否全面；②检索式是否正确；③查新结论的正确性与说服力等。通过查新审核可以避免错误或不全面的查新结论的出现。

十二、署名、签章和存档

查新报告审核以后，应分别在各项工作负责人处署名、签章，包括检索人、查新人、审核人和单位等，然后复制存档，以备后查。最后将完成的查新报告送到查新用户手上，查新咨询服务才能结束。

向查新用户提供客观准确的查新咨询，取决于查新咨询过程中每一个步骤的决策是否正确，任何步骤的决策失误都将导致查新结果的不正确、不合适或不全面。

第五节　查新报告

查新报告是查新工作的最后总结性的技术性文件，要有查新单位及具体的查新人员、审核人员的签字盖章，方能生效。

一、报告内容

以卫生部印刷的报告书为例，它由封面、主体和附录三部分组成。

（一）封面

查新报告封面包括项目名称、项目性质、学科分类、委托单位、委托人、查新单位、报告时间等。

（二）主体

查新报告主体包括查新要求、检索情况和结论。

1. 查新要求　描述查新要求和技术要点时要用委托单中的原用语。

2. 检索情况　采用的检索工具名称、年限、检索策略和检索结果（按相关程度列出 10 篇左右文献题录，外文标题应有汉文译名）。

3. 结论　结论部分是查新报告中最重要的部分，要抓住要点，如实有据，紧凑扼要，切忌辞藻华丽和不必要的引申和发挥。结论一般由三部分组成：①用极其简练的几句话描述国内外对本课题相关文献报道的情况，如“很多”、“较多”或“很少”、“较少”等；②对比分析，是结论的主体部分，将检出的文献与该课题的创新点作对比分析，然后做出新颖性评价，如密切相关文献无法得到原文，检索工具没有提供文摘或文摘过于简短，无法进行比较，应在结论中如实反映；③新颖性结论，对于创新点不多的课题，新颖性结论可直接在对比分析部分分别做出；只有对于那些创新点多或比较复杂的课题，对比分析部分很长，才需要在最后用一小段文字作归纳性的结论。由于查新人员不是同行专家，查新报告中不宜作科学性、实用性和水平评价，也不宜使用类似“填补国内空白”之类缺乏事实根据的词语。

（三）附录

附录中可附与该查新课题密切相关的文献原文若干。

二、出具报告时间

出具查新报告通常需 15～20 天时间，对于内容复杂的项目，则应相应延期。若时间过短，则有失实之疑。

三、报告的有效期

查新报告的有效期一般不超过一年，逾期必须补查或重查。

复习思考题

1. 什么是科技查新？
2. 科技查新的类型有哪些？
3. 科技查新单位是如何分级的？
4. 如何办理科技查新委托？
5. 科技查新的流程包括哪些步骤？其中最重要的环节是什么？
6. 科技查新报告的内容有哪几部分？其中主体部分包括哪些内容？

（宋向东）

主要参考文献

1. 林菊英,金乔.中华护理全书.南昌:江西科学技术出版社,1993
2. 徐淑秀,祖狄冲.当代护理学.合肥:安徽科学技术出版社,1998
3. 肖顺贞.护理研究.第2版.北京:人民卫生出版社,2002
4. 程金莲.护理研究过程及论文写作.北京:中国科学技术出版社,2004
5. 肖顺贞,申杰.护理科研.北京:中国中医药出版社,2005
6. 徐淑秀.护理学导论.南京:东南大学出版社,2005
7. 方积乾.卫生统计学.第5版.北京:人民卫生出版社,2003
8. 宋向东,任光圆.医学中专选修课教程.合肥:安徽科学技术出版社,1998
9. 宋向东,黄力毅.护理选修课教程.合肥:安徽科学技术出版社,2000
10. 赵玲秀.医学信息检索.北京:中国协和医科大学出版社,2002
11. 方平.医学文献检索.北京:人民卫生出版社,2001
12. 王秀平.生物医学信息检索.北京:科学技术文献出版社,2004
13. 徐一新,莫梅琦,赵家骛.Internet新进展及医学信息应用.上海:复旦大学出版社,2001
14. 刘敏等.实用医学情报检索手册.北京:北京科学技术出版社,2005
15. 买买提·牙森,崔建中,吴曰铭等.医学查新手册.北京:中国医药科技出版社,2004